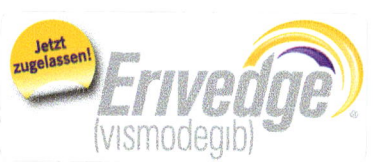

Mit freundlicher Empfehlung
überreicht durch

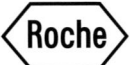

Konservative Therapie des Basalzellkarzinoms sowie des Gorlin-Goltz-Syndroms

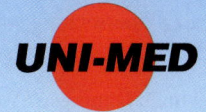

UNI-MED Verlag AG
Bremen - London - Boston

Gutzmer, Ralf:
Konservative Therapie des Basalzellkarzinoms sowie des Gorlin-Goltz-Syndroms/Ralf Gutzmer.-
1. Auflage - Bremen: UNI-MED, 2013

© 2013   by UNI-MED Verlag AG, D-28323 Bremen,
              International Medical Publishers (London, Boston)
              Internet: www.uni-med.de, e-mail: info@uni-med.de

Printed in Europe

Die Erkenntnisse der Medizin unterliegen einem ständigen Wandel durch Forschung und klinische Erfahrungen. Die Autoren dieses Werkes haben große Sorgfalt darauf verwendet, dass die gemachten Angaben dem derzeitigen Wissensstand entsprechen. Das entbindet den Benutzer aber nicht von der Verpflichtung, seine Diagnostik und Therapie in eigener Verantwortung zu bestimmen.

Geschützte Warennamen (Warenzeichen) werden nicht besonders kenntlich gemacht. Aus dem Fehlen eines solchen Hinweises kann also nicht geschlossen werden, dass es sich um einen freien Warennamen handele.

UNI-MED. Die beste Medizin.

In der Reihe UNI-MED SCIENCE werden aktuelle Forschungsergebnisse zur Diagnostik und Therapie wichtiger Erkrankungen "state of the art" dargestellt. Die Publikationen zeichnen sich durch höchste wissenschaftliche Kompetenz und anspruchsvolle Präsentation aus. Die Autoren sind Meinungsbildner auf ihren Fachgebieten.

Wir danken folgenden Mitgliedern unseres Ärztlichen Beirats für die engagierte Mitarbeit an diesem Buch: Dr. Cornelia Erfurt-Berge, Dr. Claus Oster-Schmidt, Dr. Dr. Monika Preischl und Dr. Volfgang Prugovecki.

Vorwort und Danksagung

Das Basalzellkarzinom ist der häufigste Krebs des hellhäutigen Menschen. Es handelt in der Regel um einen langsam wachsenden Tumor, der nur selten metastasiert. Die operative, vollständige Entfernung stellt den Gold-Standard in der Therapie des Basalzellkarzinoms dar und führt in den meisten Fällen zu einer Heilung. Es gibt jedoch Patienten, bei denen die operative Entfernung nicht oder nur mit erheblichen Mutilationen möglich ist. Dazu gehören zum einen die Patienten mit multiplen Basalzellkarzinomen, z.B. im Rahmen einer UV-Licht-induzierten Feldkanzerisierung, einer genetischen Grunderkrankung wie dem Gorlin-Goltz-Syndrom, oder nach Kontakt zu Kanzerogenen wie Arsen. Zum anderen gehören dazu Patienten, die an lokal fortgeschrittenen oder metastasierenden Basalzellkarzinomen leiden. Für diese Patienten gibt es mittlerweile eine Vielzahl von medikamentösen Therapieoptionen. Dazu zählen zum einen topische Therapien, welche insbesondere für (multiple) superfizielle Basalzellkarzinome in Betracht kommen. Als Beispiele seien hier topische Immunmodulatoren, topische Zytostatika und die photodynamische Therapie genannt. Daneben wird aktuell eine Substanzklasse von zielgerichteten Therapien für das Basalzellkarzinom entwickelt, die auf dem pathogenetischen Verständnis der Erkrankung beruht. Hier stellt der Hedgehog-Signalweg eine wichtige Zielstruktur dar. Substanzen, die diesen Signalweg hemmen, befinden sich in der klinischen Entwicklung, eine erste Zulassung für Patienten mit lokal fortgeschrittenen oder metastasierenden Basalzellkarzinomen liegt in den USA bereits vor und wird in der EU erwartet.

Angesichts der Entwicklungen auf dem Gebiet der konservativen Therapie des Basalzellkarzinoms ist es zu begrüßen, dass der UNI-MED Verlag die Initiative ergriffen hat, die aktuellen und zukünftigen Entwicklungen in einem Buchprojekt zusammenzufassen. Dank der Mitarbeit von namenhaften Experten ist aus meiner Sicht eine umfassende aber gleichzeitig komprimierte Darstellung des Themas gelungen. Mein Dank gilt daher zuerst den Koautoren, die das Projekt engagiert unterstützt haben, sowie dem Verlag, der das Projekt angestoßen und die Ideen der Autoren unkompliziert umgesetzt hat.

Jetzt ist es am Leser zu entscheiden, ob ein praxistaugliches Buch entstanden ist. Kommentare und Verbesserungsvorschläge für mögliche zukünftige Auflagen sind willkommen.

Hannover, im März 2013   *Ralf Gutzmer*

Autoren

Herausgeber

Univ.-Prof. Dr. med. Ralf Gutzmer
Klinik für Dermatologie, Allergologie und Venerologie
Medizinische Hochschule Hannover
Carl-Neuberg-Str. 1
D-30625 Hannover

Kap. 1., 2., 6., 7.

Mitautoren

Priv.-Doz. Dr. med. Philipp Babilas
UKR - Universitätsklinikum Regensburg
Klinik und Poliklinik für Dermatologie
Franz-Josef-Strauss-Allee 11
D-93051 Regensburg

Kap. 4.

Univ.-Prof. Dr. med. Rainer Kunstfeld
Univ. Klinik für Dermatologie/AKH
Medizinische Universität Wien
Währinger Gürtel 18-20
A-1090 Wien

Kap. 5.

Priv.-Doz. Dr. med. Vivien Schacht
Klinik für Dermatologie, Allergologie und Venerologie
Medizinische Hochschule Hannover
Carl-Neuberg-Str.1
D-30625 Hannover

Kap. 1.

Dr. med. Kai-Martin Thoms
Universitätsmedizin Göttingen
Georg-August-Universität
Abteilung Dermatologie, Venerologie und Allergologie
Robert-Koch-Str. 40
D-37075 Göttingen

Kap. 3.

Inhaltsverzeichnis

1. Basalzellkarzinome und Gorlin-Goltz-Syndrom

1.1. Definition

Das Basalzellkarzinom wächst als maligner Hauttumor lokal infiltrierend und destruierend, metastasiert aber selten. Es entsteht aus den basalen Zellen der Haarfollikel, interfollikulären Basalzellen oder Talgdrüsenzellen. Das Basalzellkarzinom entsteht ohne vorhergehende Präkanzerose und weist eine basaloide Differenzierung auf (Rubin et al. 2005, Tilli et al. 2005). Klinisch und histologisch werden eine Reihe von Varianten abgegrenzt, von denen die häufigsten in Tab. 1.1 und Abb. 1.1 dargestellt sind. Es gibt Hinweise, dass noduläre Basalzellkarzinome aus basalen Zellen der Haarfollikel und superfizielle Basalzellkarzinome aus interfollikulären Basalzellen entstehen (Grachtchouk et al. 2011).

Das Basalzellkarzinom kann Merkmale von Hautadnexen wie Haarfollikel, Talgdrüsen oder Schweißdrüsen aufweisen. Histologische Varianten mit Merkmalen eines Basalzellkarzinoms und eines spinozellulären Karzinoms kommen vor im Sinne von basosquamösen bzw. metatypischen Basalzellkarzinomen. Pigmenteinlagerungen können insbesondere noduläre Basalzellkarzinome aufweisen.

Mit zunehmender Ulzeration in die Peripherie wird ein Basalzellkarzinom auch deskriptiv als "Ulcus rodens", mit zunehmender Ulzeration in die Tiefe mit Befall tieferer Strukturen als "Ulcus terebrans" bezeichnet.

1.2. Epidemiologie und Risikofaktoren

Das Basalzellkarzinom ist der häufigste Tumor hellhäutiger Menschen mit einer stetigen Zunahme der Inzidenz um 5,5 % pro Jahr oder 20/100.000 Personenjahre pro 15 Jahre (Lomas et al. 2012). Männer sind häufiger betroffen als Frauen, das Verhältnis ist etwa 1,5-2 : 1 (Lomas et al. 2012, Raasch et al. 2006). Das Durchschnittsalter von Patienten mit sporadischen Basalzellkarzinomen wird auf etwa 60 Jahre geschätzt (Hauschild et al., 2013). Patienten mit genetischer Prädisposition

Variante	Histologie	Klinik
Noduläres (solides) BCC	Rundliche abgegrenzte Ansammlung von Tumorzellen mit peripherem Palisadenphänomen	Häufigster Subtyp, in der Regel im Gesicht/UV-exponierten Arealen als gelblich-rötliche Papel mit perlschnurartigem Randwall und Teleangiektasien, häufig zentrale Ulzeration im Verlauf

Infiltratives BCC
  Mikronoduläres BCC
  Sklerodermiformes BCC
	Mikronodulär: kleine Tumorzellansammlungen, in der Regel mit peripherem Palisadenphänomen.
	Sklerodermiform: Stränge aus Tumorzellen mit unregelmäßiger Abgrenzung, selten peripheres Palisadenphänomen
		Am häufigsten im Gesicht/UV-exponierten Arealen.
		Mikronoduläres BCC: Leicht erhabene oder flach infiltrative Plaques
		Sklerodermiformes BCC: unscharf begrenzte weißlich-gelbliche Maculae und Plaques, z.T. mit Einsenkung, derbe (narbenartige) Konsistenz

Superfizielles BCC/ Rumpfhaut-BCC	Ein oder mehrere Tumorfoci, welche von der Epidermis in die papilläre Dermis reichen, peripheres Palisadenphänomen, unscharfe periphere Abgrenzung	Zweithäufigster Subtyp, bei Männern am häufigsten am Rücken, bei Frauen an den oberen Extremitäten. Scharf begrenzte rundlich-ovale erythematöse schuppende Maculae und Plaques

Tab. 1.1: Häufigste Varianten des Basalzellkarzinoms (BCC).

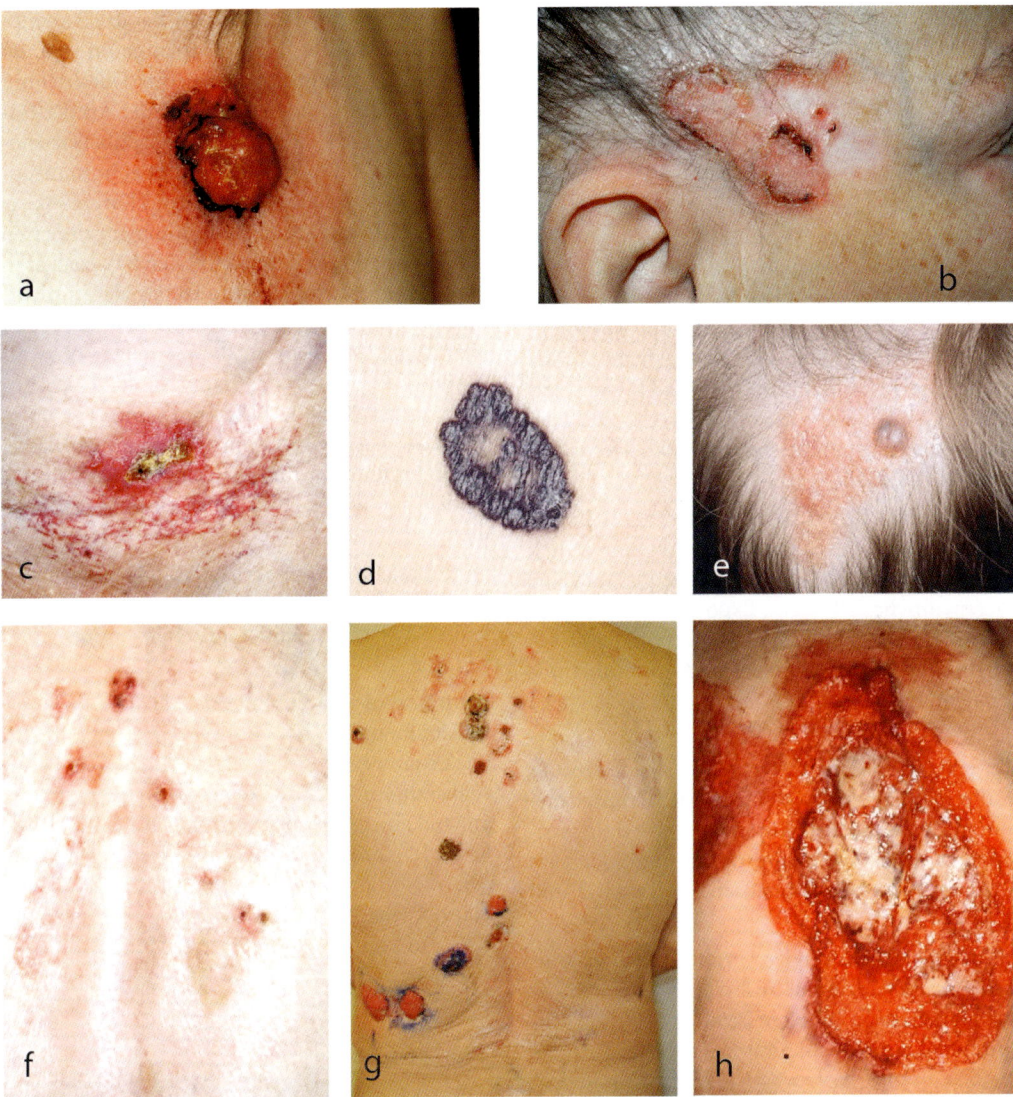

Abb. 1.1: Klinische Varianten des Basalzellkarzinoms. **a:** Noduläres Basalzellkarzinom, **b:** sklerodermiformes Basalzellkarzinom, **c:** Basalzellkarzinom im Bereich eines Radioderms, **d:** pigmentiertes Basalzellkarzinom, **e:** Basalzellkarzinom im Bereich eines Naevus sebaceus, **f:** Rumpfhaut-Basalzellkarzinome, **g:** Basaliomatose nach medizinischer Arsenanwendung, **h:** lokal fortgeschrittenes Basalzellkarzinom.

erkranken deutlich früher. So wird das Durchschnittsalter von Patienten mit Gorlin-Goltz-Syndrom beim ersten Auftreten von Basalzellkarzinomen auf 25 Jahre geschätzt (Jones et al., 2011).

Die Inzidenz des Basalzellkarzinoms wird in unterschiedlichen Regionen unterschiedlich angegeben: In Europa wurden Inzidenzraten von 115/100.000 Personenjahre in bestimmten Regionen Großbritanniens publiziert, während sie in Deutschland,

der Schweiz und Italien bei ca. 70-80/100.000 Personenjahre liegen. Demgegenüber wurden in bestimmten Regionen der USA Raten von 170/100.000 Personenjahre und Australien von 884/100.000 Personenjahre angegeben (Lomas et al. 2012). Diese Berechnungen unterliegen jedoch Einschränkungen, da in den meisten Ländern nicht-melanozytäre Hauttumore nicht systematisch und differenziert erfasst werden. So wird dieselbe ICD-Ziffer (C44) für alle nicht-melanozytären Hauttumore verwendet und in der Regel wird bei Mehrfachtumoren nur das erste Auftreten registriert. Daher wurde vorgeschlagen, die Inzidenz des Erstauftretens mit 1,3 zu multiplizieren, um die jährlich betroffenen Patienten abzuschätzen (de Vries et al. 2012).

Aufgrund der Risikofaktoren zur Entstehung von Basalzellkarzinomen (☞ Tab. 1.2, siehe unten) treten Basalzellkarzinome am häufigsten im Bereich UV-Licht-exponierter Haut bei älteren Personen auf (Leverkus 2012). Zu den Haupt-Risikofaktoren für das Auftreten von Basalzellkarzinomen gehören ein heller Hauttyp (Typ I und II nach Fitzpatrick) sowie eine Exposition zu UV-Strahlen, insbesondere intermittierende starke Expositionen (☞ Tab. 1.2).

Dabei spielen neben der UV-Exposition in der Freizeit, z.B. durch Solarien (Boniol et al. 2012), auch eine berufliche (Fartasch et al. 2012) und eine therapeutische UV-Licht Exposition eine Rolle, wobei die Datenlage einer Induktion von Basalzellkarzinomen durch Psoralen-UVA-Phototherapie nicht einheitlich ist (Archier et al. 2012, Stern 2012).

Bei einer Basaliomatose handelt es sich um das Auftreten zahlreicher, disseminierter Basalzellkarzinome bei exogenen Risikofaktoren wie Arsenintoxikation und Immunsuppression, oder im Rahmen von Genodermatosen (☞ Tab. 1.2 und 1.3).

Nach einer ionisierenden Strahlentherapie können Basalzellkarzinome insbesondere in den bestrahlten Arealen auftreten (Watt et al. 2012). Aufgrund der Immunsuppression von Organtransplantierten steigt die Zahl von Basalzellkarzinomen mit dem Alter bei Transplantation und der Dauer der Immunsuppression im Durchschnitt um das 10-fache unabhängig von der Art der Immunsuppression, während Plattenepithelkarzinome um das 65-250-fache häufiger bei Immunsupprimierten diagnostiziert werden (Karczewski et al. 2011). Auch das Alter der immunsupprimierten Patienten beim Auftreten der ersten Basalzellkarzinome ist im Mittel 15 Jahre früher als bei nicht-Immunsupprimierten (Hackethal et al. 2006). Hier zeigte sich, dass im Rahmen einer Immunsuppression häufiger der Stamm und die Extremitäten als der Kopf betroffen sind und dass oberflächliche Basalzellkarzinome häufiger als die bei Nicht-Immunsupprimierten am meisten auftretenden nodulären Basalzellkarzinome vorkommen.

Erste Berichte lassen vermuten, dass auch unter Therapie mit Tyrosinkinase-Inhibitoren wie Sorafenib Basalzellkarzinome auftreten können (Degen et al. 2010).

Beim Naevus sebaceus hingegen, der wie das Basalzellkarzinom Deletionen im PTCH-Gen auf Chr. 9q22.3 aufweist, wird das Risiko, darauf ein Basalzellkarzinom zu entwickeln, mit weniger als 1 % anhand einer retrospektiven Analyse von 631 Fällen in 18 Jahren angegeben (Rosen et al. 2009). Insofern wird in der Fachliteratur diskutiert, ob ein Naevus sebaceus bereits im Kindesalter exzidiert oder nur klinisch kontrolliert werden sollte.

Risikofaktor	Bemerkung
UV-Licht-Exposition/ aktinische Belastung	Kumulative und intermittierende Sonnenexposition, auch beruflich (höhere Inzidenz bei Freiluftarbeitenden und Äquatornähe)
Disposition	Heller Hauttyp, BCC in Familien- oder Eigenanamnese, höheres Lebensalter
Geschlecht	Häufiger bei Männern
Lokale Ursachen	Chronische Ulzerationen, Verbrennungsnarben, Naevus sebaceus
Exposition gegenüber Chemikalien	Arsen Teer, Kohle
Exposition gegenüber Medikamenten	Immunsuppressiva Tyrosinkinase-Inhibitoren
Therapeutische Strahlenexposition	Ionisierende Strahlen UV-Strahlen (Datenlage nicht einheitlich)

Tab. 1.2: Risikofaktoren für das Auftreten von Basalzellkarzinomen (BCC).

Name	Zugrunde liegender Defekt	Klinik
Gorlin-Goltz-Syndrom (Basalzellnävus-Syndrom)	Autosomal-dominant vererbt, Prävalenz (USA) 1:56.000; Keimbahnmutation im PTCH-Tumorsuppressorgen des Hedgehog-Signalweges (Chromosom 9q22.3). Klinische Ausprägung unterschiedlich in Abhängigkeit, welches der 22 Exone des PTCH betroffen ist. Zur Diagnose müssen 2 Hauptkriterien oder 1 Haupt- und 2 Nebenkriterien erfüllt sein.	**Hauptkriterien:** • mehr als 2 BCC oder ein BCC vor dem 20. Lebensjahr • odontogene Kieferzysten • mindestens 3 palmoplantare Pits • Verkalkungen der Falx cerebri • Rippenanomalien (Bifurkation, Spreizung, Fusion) • Verwandter ersten Grades mit Gorlin-Goltz-Syndrom **Nebenkriterien:** • Makrozephalie • Kongenitale Fehlbildungen (Kiefer- oder Lippenspalte, Vorwölbung der Stirn, grobe Gesichtszüge, Hypertelorismus) • andere Skelettabnormalitäten (z.B.: Sprengel-Deformität, Beckenveränderungen, Syndaktylie) • radiologische Abnormitäten: Brückenbildung der Sella turcica, Hemivertebrae u.a. • Ovarialfibrom • Medulloblastom
Xeroderma pigmentosum	Autosomal-rezessiv vererbt, verschiedene Defekte der DNA-Reparaturmechanismen	BCC und andere Hauttumoren in lichtexponierten Arealen
Okulokutaner Albinismus	Störung der Melaninsynthese, verschiedene zugrundeliegende Defekte und Vererbungsmodi	BCC und andere Hauttumoren in lichtexponierten Arealen
Basex-Dupré-Christol-Syndrom	X-chromosomal oder autosomal-dominant vererbt, Defekt unklar	Follikuläre Atrophodermie (angeborene follikuläre Narben bevorzugt auf Hand-/Fußrücken, Gesicht, Streckseiten der Extremitäten), angeborene generalisierte Hypotrichose und Hypohidrose, ab der 2. Lebensdekade BCC bevorzugt in lichtexponierten Arealen
Rombo-Syndrom	Defekt unklar, wahrscheinlich autosomal-dominant vererbt	• Atrophodermia vermiculata (Degeneration elastischer Fasern in UV-Licht exponierten Arealen) • Hypotrichose • Blepharitis • Zystische Akne • Trichoepitheliome • BCC gehäuft im Erwachsenenalter • Periphere Vasodilatation mit Zyanose
Lineäres unilaterales BCC	Variante des epidermalen Naevus	Unilateral linear, histologisch BCC

Tab. 1.3: Genodermatosen mit Basalzellkarzinomen (BCC).

1.3. Pathogenese

Pathogenetisch spielt eine Aktivierung des sogenannten Hedgehog-Signalwegs (☞ Abb. 1.2) eine entscheidende Rolle (Kasper et al. 2012). Dieser Signalweg ist in der Embryonalentwicklung aktiviert und wird in adulten Zellen deaktiviert. Aktiviert wird der Signalweg über smoothened (Smo), was wiederum zu Aktivierung von Gli-Transkriptionsfaktoren führt. Smo wird von patched (PTCH) blockiert, was zu einer Inhibition des Signalweges führt (☞ Abb. 1.2). PTCH kann von den Hedgehog-Liganden sonic, desert und indian deaktiviert werden, dadurch kommt es zu einer physiologischen Aktivierung des Signalweges. Es gibt weitere negative Regulatoren des Signalweges, wie den "suppressor of fused" (Sufu).

Beim Gorlin-Goltz-Syndrom lassen sich in der großen Mehrzahl der Fälle inaktivierende Keim-bahn-Mutationen in einem Allel von PTCH nach-weisen (Epstein 2008). Wird im Rahmen einer so-matischen Mutation das zweite PTCH-Allel auch inaktiviert, so wird der Hedgehog-Signalweg auch in adulten Zellen aktiviert (Pan et al. 2010). Auch sporadischen Basalzellkarzinomen liegen über-wiegend inaktivierende Mutationen von PTCH zugrunde (Epstein 2008). In ca. 10 % der Fälle wurden aktivierende Mutationen von Smo be-schrieben, und in Einzelfällen inaktivierende Mu-tationen von Sufu (Reifenberger et al. 2005).

Untersuchungen an Mausmodellen konnten bis-lang zeigen, dass die Aktivierung des Hedgehog-Signalweges in verschiedenen Populationen epithelialer Vorläuferzellen Basalzellkarzinom-artige Proliferationen auslösen kann. Dabei ist die Morphologie der Proliferation abhängig von der Ursprungszelle, dem veränderten Molekül des Hedgehog-Signalweges und der Stärke der Akti-vierung des Signalwegs (Grachtchouk et al. 2003; Kasper et al. 2012). Dies könnte auch bei menschli-chen Basalzellkarzinomen die große klinische und histologische Vielfalt erklären.

Das gehäufte Vorkommen von Basalzellkarzino-men bei anderen Erbkrankheiten und Syndromen (☞ Tab. 1.3) (Parren et al. 2011) illustriert die Wichtigkeit anderer genetischer Faktoren bei der Entstehung von Basalzellkarzinomen. Der Hedge-hog-Signalweg interagiert auch mit anderen Signalwegen wie dem Wnt-Signalweg, dem EGFR/MEK/ERK-Signalweg und dem Tumorsuppres-sorgen p53 (Kasper et al. 2012).

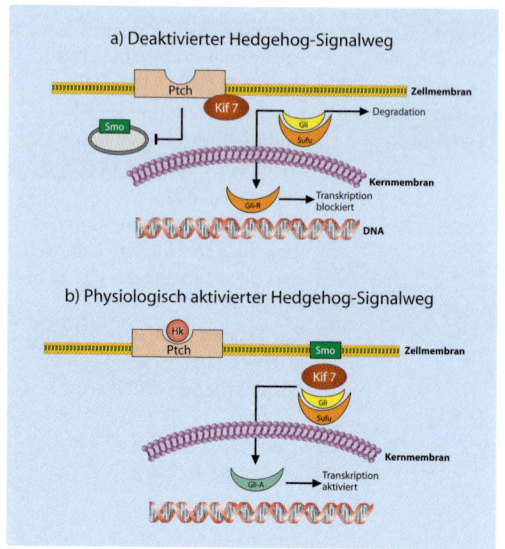

Abb. 1.2: Hedgehog-Signalweg.
Im deaktivierten Zustand (**a**) supprimiert Ptch die Akti-vität von Smo. Gli wird zytoplasmatisch degradiert, ein Teil der Gli-Proteine wird zu einem Repressor (Gli-R) prozessiert, welcher im Zellkern die Gentranskription supprimiert.
Im aktivierten Zustand (**b**) wird Ptch durch die Bindung eines Hedgehog-Liganden (Hh) blockiert, so dass Smo translozieren kann. Es kommt zur Akkumulation eines Gli-Sufu-Komplexes im Zytoplasma und zur Bildung von aktiviertem Gli (Gli-A), welches im Zellkern die Transkription verschiedener Zielgene initiiert.

1.4. Prognose

Verschiedene prognostische Faktoren für Lokal-rezidive des Basalzellkarzinoms wurden ermittelt (Telfer et al. 2008). Dazu gehören

- die Tumorgröße (je größer, desto höher das Re-zidivrisiko)

- die Tumorlokalisation (Risikolokalisationen sind zentrofazial und Ohr)

- die Tumordicke (mehr als 2 mm) oder Tumor-wachstum bis in die tiefe Dermis oder Subkutis

- die klinische Abgrenzbarkeit (unscharfe Begren-zung ungünstig)

- der histologische Subtyp (ungünstig sind die ag-gressiven Subtypen sklerodermiform, mikrono-dulär, basosquamös/metatypisch, günstig sind die nicht-aggressiven Subtypen superfiziell und nodulär)

- ein perineurales oder perivaskuläres Wachstum

Basalzellkarzinome metastasieren sehr selten. In einer Literaturanalyse, welche den Zeitraum von 1894 bis 1980 umfasst, wurde von insgesamt 170 metastasierten Basalzellkarzinomen berichtet (von Domarus et al. 1984). Eine Analyse von 1981 bis 2011 konnte weitere 101 Fälle von metastasierten Basalzellkarzinomen aufzeigen (McCusker et al. 2012). Die Metastasierung findet am häufigsten in die regionären Lymphknoten statt, gefolgt von Lunge, Leber und Knochen. Im Falle einer Metastasierung ist die Prognose ungünstig mit einer mittleren Überlebenszeit von circa 8 Monaten (Raszewski et al. 1990, Wadhera et al. 2006, Walling et al. 2004). Dabei ist jedoch anzumerken, dass diese Angaben aus einer Zeit vor der Entwicklung neuer zielgerichteter Therapien stammen.

Nach der TNM-Klassifikation (Edge et al. 2010) werden 4 Stadien von Basalzellkarzinomen unterschieden:

- **Stadium I:** Klinischer Durchmesser des Primärtumors kleiner 2 cm, kein Hinweis auf Infiltration oder Metastasierung in Lymphknoten oder andere Organe, höchstens einen zusätzlichen Risikofaktor (siehe oben)
- **Stadium II:** Klinischer Durchmesser des Primärtumors größer 2 cm, bei kleineren Tumoren Nachweis von 2 oder mehr zusätzlichen Risikofaktoren (siehe oben), kein Hinweis auf Infiltration oder Metastasierung in Lymphknoten oder andere Organe
- **Stadium III:** Infiltration in benachbarte Knochen oder Metastasierung in einen regionären Lymphknoten von maximal 3 cm Durchmesser, mehr Lymphknoten oder andere Organe sind nicht betroffen
- **Stadium IV:** Metastasierung in mehrere regionäre Lymphknoten oder einen Lymphknoten > 3 cm Durchmesser, Metastasierung in andere Organe

Die TNM-Klassifikation findet im klinischen Alltag allerdings kaum Anwendung, da sie schlecht praktikabel ist. So ist die T-Klassifikation zu grob und die Kategorien N und M kommen nur extrem selten vor.

Ein anderer Vorschlag teilt Basalzellkarzinome in verschiedene Risikostufen ein (☞ Tab. 1.4) (Dandurand et al. 2006).

In Studien zur medikamentösen Therapie des inoperablen Basalzellkarzinoms (☞ Abb. 1.1h) wurde auch in lokal fortgeschrittene und metastasierende Basalzellkarzinome unterteilt (Sekulic et al. 2012).

Literatur

Archier E, Devaux S, Castela E, Gallini A, Aubin F, Le Maitre M, Aractingi S, Bachelez H, Cribier B, Joly P, Jullien D, Misery L, Paul C, Ortonne JP, Richard MA (2012). Carcinogenic risks of psoralen UV-A therapy and narrowband UV-B therapy in chronic plaque psoriasis: a systematic literature review. J Eur Acad Dermatol Venereol 26 Suppl 3: 22-31.

Schlechte Prognose	Intermediäre Prognose	Gute Prognose
Sklerodermiforme oder schlecht abgrenzbare BCC	Superfizielle rezidivierende BCC	Superfizielle primäre BCC
Noduläre BCC >1 cm in Risikolokalisationen	Noduläre BCC <1 cm in Risikolokalisationen >1 cm in Lokalisationen mit intermediärem Risiko >2 cm außerhalb von Risikolokalisationen	Noduläre primäre BCC • <1 cm in Lokalisationen mit intermediärem Risiko • <2 cm außerhalb von Risikolokalisationen
Aggressive BCC (mikronodulär, sklerodermiform, metatypisch)		
Rezidiv-BCC (außer superfizielle BCC)		

Tab. 1.4: Prognostische Einschätzung von Basalzellkarzinomen (BCC) (nach (Dandurand et al. 2006), Risikolokalisationen: Nase und periorifiziale Areale im Kopfbereich, Lokalisationen mit intermediärem Risiko: Capillitium, Stirn, Wangen, Hals.

Boniol M, Autier P, Boyle P, Gandini S (2012). Cutaneous melanoma attributable to sunbed use: systematic review and meta-analysis. BMJ 345: e4757-

Dandurand M, Petit T, Martel P, Guillot B (2006). Management of basal cell carcinoma in adults. Clinical practice guidelines. Eur J Dermatol 16: 394-401.

Degen A, Satzger I, Völker B, Kapp A, Hauschild A, Gutzmer R. Belongs basal cell carcinoma to the spectrum of sorafenib induced epithelial skin cancers? Dermatology 221: 193-6, 2010.

de Vries E, Micallef R, Brewster DH, Gibbs JH, Flohil SC, Saksela O, Sankila R, Forrest AD, Trakatelli M, Coebergh JW, Proby CM (2012). Population-based estimates of the occurrence of multiple vs first primary basal cell carcinomas in 4 European regions. Arch Dermatol 148: 347-354.

Edge SB, Byrd DR, Compton CC (2010). Cutaneous squamous cell carcinoma and other cutaneous carcinomas. AJCC Cancer Staging Manual 7th ed 301-314.

Epstein EH (2008). Basal cell carcinomas: attack of the hedgehog. Nat Rev Cancer 8: 743-754.

Fartasch M, Diepgen TL, Schmitt J, Drexler H (2012). The relationship between occupational sun exposure and non-melanoma skin cancer: clinical basics, epidemiology, occupational disease evaluation, and prevention. Dtsch Arztebl Int 109: 715-720.

Grachtchouk M, Pero J, Yang SH, Ermilov AN, Michael LE, Wang A, Wilbert D, Patel RM, Ferris J, Diener J, Allen M, Lim S, Syu LJ, Verhaegen M, Dlugosz AA (2011). Basal cell carcinomas in mice arise from hair follicle stem cells and multiple epithelial progenitor populations. J Clin Invest 121: 1768-1781.

Grachtchouk V, Grachtchouk M, Lowe L, Johnson T, Wei L, Wang A, de Sauvage F, Dlugosz AA (2003). The magnitude of hedgehog signaling activity defines skin tumor phenotype. EMBO J 22: 2741-2751.

Hackethal M, Ulrich C, Stockfleth E (2006). [Skin cancer after organ transplantation]. Dtsch Med Wochenschr 131: 1609-1613.

Hauschild A, Breuninger H, Kaufmann R, Kortmann RD, Klein M, Werner J, Reifenberger J, Dirschka T, Garbe C (2013). S2k Kurzleitlinie-Basalzellkarzinom der Haut. JDDG II (Suppl 3): 11-16.

Jones EA, SAjid MI, Shenton A, Evans DG (2011). Basal cell carcinomas in Gorlin syndrom: A review of 202 patients. Journal of skin cancer 2011: 217378.

Karczewski M, Stronka M, Karczewski J, Wiktorowicz K (2011). Skin cancer following kidney transplantation: a single-center experience. Transplant Proc 43: 3760-3761.

Kasper M, Jaks V, Hohl D, Toftgard R (2012). Basal cell carcinoma - molecular biology and potential new therapies. J Clin Invest 122: 455-463.

Leverkus M (2012). Malignant epithelial tumors: Part I. Pathophysiology and clinical features. J Dtsch Dermatol Ges 10: 457-471.

Lomas A, Leonardi-Bee J, Bath-Hextall F (2012). A systematic review of worldwide incidence of nonmelanoma skin cancer. Br J Dermatol 166: 1069-1080.

McCusker ME, Hou J, Wang L, Yue H, Hauschild A (2012). Metastatic basal cell carcinoma: Differences in survival by site of spread. J Clin Oncol 30: Abstract 8585-

Pan S, Dong Q, Sun LS, Li TJ (2010). Mechanisms of inactivation of PTCH1 gene in nevoid basal cell carcinoma syndrome: modification of the two-hit hypothesis. Clin Cancer Res 16: 442-450.

Parren LJ, Frank J (2011). Hereditary tumour syndromes featuring basal cell carcinomas. Br J Dermatol 165: 30-34.

Raasch BA, Buettner PG, Garbe C (2006). Basal cell carcinoma: histological classification and body-site distribution. Br J Dermatol 155: 401-407.

Raszewski RL, Guyuron B (1990). Long-term survival following nodal metastases from basal cell carcinoma. Ann Plast Surg 24: 170-175.

Reifenberger J, Wolter M, Knobbe CB, Kohler B, Schonicke A, Scharwachter C, Kumar K, Blaschke B, Ruzicka T, Reifenberger G (2005). Somatic mutations in the PTCH, SMOH, SUFUH and TP53 genes in sporadic basal cell carcinomas. Br J Dermatol 152: 43-51.

Rosen H, Schmidt B, Lam HP, Meara JG, Labow BI (2009). Management of nevus sebaceous and the risk of basal cell carcinoma: an 18-year review. Pediatr Dermatol 26: 676-681.

Rubin AI, Chen EH, Ratner D (2005). Basal-cell carcinoma. N Engl J Med 353: 2262-2269.

Stern RS (2012). The risk of squamous cell and basal cell cancer associated with psoralen and ultraviolet A therapy: a 30-year prospective study. J Am Acad Dermatol 66: 553-562.

Sekulic A, Migden MR, Oro AE, et al. Efficacy and safety of vismodegib in advanced basal-cell carcinoma. N Engl J Med 2012;366(23):2171-9.

Telfer NR, Colver GB, Morton CA (2008). Guidelines for the management of basal cell carcinoma. Br J Dermatol 159: 35-48.

Tilli CM, Van Steensel MA, Krekels GA, Neumann HA, Ramaekers FC (2005). Molecular aetiology and pathogenesis of basal cell carcinoma. Br J Dermatol 152: 1108-1124.

von Domarus H, Stevens PJ (1984). Metastatic basal cell carcinoma. Report of five cases and review of 170 cases in the literature. J Am Acad Dermatol 10: 1043-1060.

Wadhera A, Fazio M, Bricca G, Stanton O (2006). Metastatic basal cell carcinoma: a case report and literature review. How accurate is our incidence data? Dermatol Online J 12: 7-

Walling HW, Fosko SW, Geraminejad PA, Whitaker DC, Arpey CJ (2004). Aggressive basal cell carcinoma: presentation, pathogenesis, and management. Cancer Metastasis Rev 23: 389-402.

Watt TC, Inskip PD, Stratton K, Smith SA, Kry SF, Sigurdson AJ, Stovall M, Leisenring W, Robison LL, Mertens AC (2012). Radiation-related risk of basal cell carcinoma: a report from the Childhood Cancer Survivor Study. J Natl Cancer Inst 104: 1240-1250.

2. Behandlungsoptionen allgemein

Für die Behandlung des Basalzellkarzinoms stehen potenziell drei Therapiestrategien zur Verfügung, die chirurgische Entfernung, die Strahlentherapie und die medikamentöse Therapie.

Die Standardtherapie des Basalzellkarzinoms stellt die chirurgische Entfernung mit histologischer Schnittrandkontrolle (mikrographische Chirurgie) dar (Breuninger 2010). Die Schnittrandkontrolle erfolgt entweder mittels Gefrierschnitten (Mohs Micrographic Surgery) oder mittels Paraffinschnitten ("Slow Mohs") (Lawrence et al. 2009), wobei verschiedene Modifikationen beschrieben wurden.

Die Rezidivraten liegen hier unter 5 % und damit niedriger als bei der Exzision ohne Randschnittkontrolle (van der Geer et al. 2009), wobei es nur wenige vergleichende Daten aus prospektiven randomisierten Studien gibt (Mosterd et al. 2008, Smeets et al. 2004). Bei kleinen Basalzellkarzinomen bzw. bei größeren Basalzellkarzinomen im Bereich von Stamm und Extremitäten kann auch eine chirurgische Exzision mit tumoradaptiertem Sicherheitsabstand ausreichend sein.

Weitere ablative Verfahren zur Entfernung von Basalzellkarzinomen sind die Lasertherapie (mit ablativen Lasern wie dem CO_2-Laser), die Kryochirurgie (als Kontakt- oder Sprühverfahren) alleine oder in Kombination mit Curetage und die Curetage in Kombination mit einer Elektrodessikation. Nachteil dieser Verfahren ist die fehlende histologische Sicherung der vollständigen Tumorentfernung und die Abhängigkeit von der Erfahrung des Therapeuten. Sie stellen insbesondere bei Basalzellkarzinomen mit guter Prognose (☞ Tab. 1.4) eine Therapieoption dar oder beim Vorliegen multipler (superfizieller) Basalzellkarzinome wie beim Gorlin-Goltz-Syndrom (☞ Tab. 2.1) (van der Geer et al. 2009). Die 5-Jahres-Rezidivraten von Curetage und Elektrodessikation sowie der Kryotherapie liegen bei entsprechend ausgewählten Basalzellkarzinomen mit guter Prognose bei ca. 8 % (Telfer et al. 2008). Eine kleine Vergleichsstudie von Curetage plus Kryotherapie versus chirurgischer Exzision mit 3 mm Sicherheitsabstand zeigte eine 5-Jahres-Rezidivrate von 19,6 % versus 8,4 % (Kuijpers et al. 2007).

Bei der Strahlentherapie stehen eine interstitielle Brachytherapie, eine Röntgenweichstrahltherapie sowie eine Elektronen-Strahlentherapie zur Verfügung (Liebmann et al. 2010). Sie kann insbesondere bei Patienten in höherem Lebensalter mit ungünstig lokalisierten oder fortgeschrittenen Basalzellkarzinomen zum Einsatz kommen (☞ Tab. 2.1). Bei Gorlin-Goltz- oder Xeroderma-pigmentosum-Patienten ist die Strahlentherapie aufgrund der Induktion von Zweittumoren kontraindiziert. In Lokalisationen über Knorpel (Nase/Ohr) und Knochen (Handrücken) muss die Strahlentherapie aufgrund der Gefahr schlecht heilender Nekrosen/Ulzerationen sorgfältig abgewogen werden.

Auch zur Rezidivrate nach Strahlentherapie gibt es nur wenige Daten aus randomisierten kontrollierten Studien. Eine Studie zeigte im Vergleich zur Exzision höhere 4-Jahres-Rezidivraten für die Strahlentherapie (Rezidivraten 0,7 % für Exzision versus 7,5 % für Strahlentherapie) (Avril et al. 1997).

In Übersichtsarbeiten wurden 5-Jahres-Rezidivraten von 8,7 % für primäre Basalzellkarzinome und 9,8 % für rezidivierende Basalzellkarzinome angegeben, die mittels Strahlentherapie behandelt worden waren (Rowe et al. 1989b). Dabei scheinen insbesondere sklerodermiforme Basalzellkarzinome eine hohe Rezidivrate zu haben (Zagrodnik et al. 2003). Bei Basalzellkarzinomen mit perineuraler Infiltration sollte eine adjuvante Strahlentherapie erwogen werden, da dadurch eine sehr hohe Rezidivfreiheit von 97 % erreicht wird (Jackson et al. 2009).

Medikamentöse Therapien werden als Schwerpunkt dieses Buches ausführlich in den folgenden Kapiteln dargestellt. Sie schließen mittlerweile eine breite Palette von topischen Therapien wie verschiedenen Salbentherapien (☞ Kap. 3.) und der photodynamischen Therapie (PDT, ☞ Kap. 4.) ein. Darüber hinaus werden innerliche medikamentöse Therapien wie neue zielgerichtete Substanzen (☞Kap. 5.), Retinoide und Zytostatika (☞ Kap. 6.) eingesetzt. In besonderen Situationen können auch intraläsionale Zytokine (☞ Kap. 3.) oder die Elektrochemotherapie (☞ Kap. 6.) zum Einsatz kommen.

Da es selten zu einer Metastasierung der Basalzell-karzinome kommt, ist das Ziel in der großen Mehrzahl der Patienten die lokale Tumorkontrol-le, welche in der Regel klinisch und histologisch ge-messen wird. Daneben spielt auch das kosmetische Ergebnis der Behandlungsmethoden eine wichtige Rolle. Welche Therapieoption im Einzelfall am be-sten geeignet ist, hängt von einer Vielzahl von Fak-toren ab und muss individuell entschieden wer-den. Zu diesen Faktoren zählen insbesondere Ei-genschaften des Basalzellkarzinoms (prognosti-sche Einschätzung, ☞ Kap. 1.), Eigenschaften des Patienten (Alter und Allgemeinzustand, Komorbi-ditäten, persönliche Wünsche) sowie Erfahrungen und apparative Möglichkeiten des Behandlers (Telfer et al. 2008). Einen Anhalt zu dem Einsatz der verschiedenen Therapieoptionen kann Tab. 2.1 geben. Darüber hinaus sind auch Kombinatio-nen und sequenzieller Einsatz verschiedener The-rapieoptionen möglich (van der Geer et al. 2012).

Literatur

Archier E, Devaux S, Castela E, Gallini A, Aubin F, Le Maitre M, Aractingi S, Bachelez H, Cribier B, Joly P, Jul-lien D, Misery L, Paul C, Ortonne JP, Richard MA (2012). Carcinogenic risks of psoralen UV-A therapy and narrowband UV-B therapy in chronic plaque pso-riasis: a systematic literature review. J Eur Acad Dermatol Venereol 26 Suppl 3: 22-31.

Avril MF, Auperin A, Margulis A, Gerbaulet A, Duvillard P, Benhamou E, Guillaume JC, Chalon R, Petit JY, San-cho-Garnier H, Prade M, Bouzy J, Chassagne D (1997). Basal cell carcinoma of the face: surgery or radiotherapy? Results of a randomized study. Br J Cancer 76: 100-106.

Bath-Hextall F, Leonardi-Bee J, Somchand N, Webster A, Delitt J, Perkins W (2007). Interventions for preven-ting non-melanoma skin cancers in high-risk groups. Cochrane Database Syst Rev CD005414-

Boniol M, Autier P, Boyle P, Gandini S (2012). Cutane-ous melanoma attributable to sunbed use: systematic re-view and meta-analysis. BMJ 345: e4757-

Breuninger H (2010). Dermatochirurgie inklusive mi-kroskopisch kontrollierte Chirurgie. In:Tumoren der Haut. Herausgegeben von: Szeimies RM, Hauschild A, Garbe C, Kaufmann R, Landthaler M.Thieme Verlag 2010, Seiten. 492-499.

Therapieform	Mögliche Indikation	Kontraindikation
Kryotherapie	BCC mit guter Prognose (☞ Tab. 1.4)	BCC Typ: infiltrativ, unscharf begrenzt Lokalisation: zentrofazial, perinasal
Curetage und Elektro-dessikation	BCC mit guter Prognose (☞ Tab. 1.4)	BCC Typ: infiltrativ Lokalisation: zentrofazial
Strahlentherapie	Ältere Patienten (>60 Jahre) mit Kontraindikationen für Operation. Adjuvant nach mikrographischer Chirurgie bei ausgeprägter peri-neuraler Invasion.	BCC Typ: sklerodermiforme BCC, Rezidiv nach Radiatio, Gorlin-Goltz-Syndrom
Lasertherapie	BCC mit guter Prognose (☞ Tab. 1.4)	
Salbentherapien (5-Fluoro-uracil, Imiquimod, ☞ Kap. 3)	BCC mit guter Prognose, Gorlin-Goltz-Syndrom (☞ Tab. 1.4)	BCC mit höherer Infiltrations-tiefe wie noduläre BCC
Photodynamische Therapie (☞ Kap. 4.)	BCC mit guter Prognose (☞ Tab. 1.4), Gorlin-Goltz-Syndrom	BCC mit höherer Infiltrations-tiefe wie noduläre BCC
Zielgerichtete Therapien (Hedgehog-Inhibitoren, ☞ Kap. 5.)	Aktuell nur im Rahmen von Studien bei lokal fortgeschrittenen, metasta-sierenden und multiplen BCC	
Retinoide (☞ Kap. 6.)	Prävention von neuen BCC	

Tab. 2.1: Therapieoptionen (außer der kompletten Exzision) des Basalzellkarzinoms (BCC).

Campbell RM, Digiovanna JJ (2006). Skin cancer chemoprevention with systemic retinoids: an adjunct in the management of selected high-risk patients. Dermatol Ther 19: 306-314.

Chen K, Craig JC, Shumack S (2005). Oral retinoids for the prevention of skin cancers in solid organ transplant recipients: a systematic review of randomized controlled trials. Br J Dermatol 152: 518-523.

Dandurand M, Petit T, Martel P, Guillot B (2006). Management of basal cell carcinoma in adults. Clinical practice guidelines. Eur J Dermatol 16: 394-401.

de Vries E, Micallef R, Brewster DH, Gibbs JH, Flohil SC, Saksela O, Sankila R, Forrest AD, Trakatelli M, Coebergh JW, Proby CM (2012). Population-based estimates of the occurrence of multiple vs first primary basal cell carcinomas in 4 European regions. Arch Dermatol 148: 347-354.

Edge SB, Byrd DR, Compton CC (2010). Cutaneous squamous cell carcinoma and other cutaneous carcinomas. AJCC Cancer Staging Manual 7th ed 301-314.

Elmets CA, Viner JL, Pentland AP, Cantrell W, Lin HY, Bailey H, Kang S, Linden KG, Heffernan M, Duvic M, Richmond E, Elewski BE, Umar A, Bell W, Gordon GB (2010). Chemoprevention of nonmelanoma skin cancer with celecoxib: a randomized, double-blind, placebo-controlled trial. J Natl Cancer Inst 102: 1835-1844.

Epstein EH (2008). Basal cell carcinomas: attack of the hedgehog. Nat Rev Cancer 8: 743-754.

Fantini F, Greco A, Del Giovane C, Cesinaro AM, Venturini M, Zane C, Surrenti T, Peris K, Calzavara-Pinton PG (2011). Photodynamic therapy for basal cell carcinoma: clinical and pathological determinants of response. J Eur Acad Dermatol Venereol 25: 896-901.

Fartasch M, Diepgen TL, Schmitt J, Drexler H (2012). The relationship between occupational sun exposure and non-melanoma skin cancer: clinical basics, epidemiology, occupational disease evaluation, and prevention. Dtsch Arztebl Int 109: 715-720.

Ganti AK, Kessinger A (2011). Systemic therapy for disseminated basal cell carcinoma: an uncommon manifestation of a common cancer. Cancer Treat Rev 37: 440-443.

Grachtchouk M, Pero J, Yang SH, Ermilov AN, Michael LE, Wang A, Wilbert D, Patel RM, Ferris J, Diener J, Allen M, Lim S, Syu LJ, Verhaegen M, Dlugosz AA (2011). Basal cell carcinomas in mice arise from hair follicle stem cells and multiple epithelial progenitor populations. J Clin Invest 121: 1768-1781.

Grachtchouk V, Grachtchouk M, Lowe L, Johnson T, Wei L, Wang A, de Sauvage F, Dlugosz AA (2003). The magnitude of hedgehog signaling activity defines skin tumor phenotype. EMBO J 22: 2741-2751.

Guthrie TH, Jr., Porubsky ES, Luxenberg MN, Shah KJ, Wurtz KL, Watson PR (1990). Cisplatin-based chemotherapy in advanced basal and squamous cell carcinomas of the skin: results in 28 patients including 13 patients receiving multimodality therapy. J Clin Oncol 8: 342-346.

Hackethal M, Ulrich C, Stockfleth E (2006). [Skin cancer after organ transplantation]. Dtsch Med Wochenschr 131: 1609-1613.

Hollestein LM, Koomen ER, Nijsten T (2012). Chemoprevention for keratinocytic (pre)cancers: balancing the risks and benefits. Arch Dermatol 148: 638-640.

Jackson JE, Dickie GJ, Wiltshire KL, Keller J, Tripcony L, Poulsen MG, Hughes M, Allison RW, Martin JM (2009). Radiotherapy for perineural invasion in cutaneous head and neck carcinomas: toward a risk-adapted treatment approach. Head Neck 31: 604-610.

Karczewski M, Stronka M, Karczewski J, Wiktorowicz K (2011). Skin cancer following kidney transplantation: a single-center experience. Transplant Proc 43: 3760-3761.

Kasper M, Jaks V, Hohl D, Toftgard R (2012). Basal cell carcinoma - molecular biology and potential new therapies. J Clin Invest 122: 455-463.

Kuijpers DI, Thissen MR, Berretty PJ, Ideler FH, Nelemans PJ, Neumann MH (2007). Surgical excision versus curettage plus cryosurgery in the treatment of basal cell carcinoma. Dermatol Surg 33: 579-587.

Lawrence CM, Haniffa M, Dahl MG (2009). Formalin-fixed tissue Mohs surgery (slow Mohs) for basal cell carcinoma: 5-year follow-up data. Br J Dermatol 160: 573-580.

Leverkus M (2012). Malignant epithelial tumors: Part I. Pathophysiology and clinical features. J Dtsch Dermatol Ges 10: 457-471.

Liebmann A, Wolf U, Kortmann RD (2010). Strahlentherapie. In:Tumoren der Haut. Herausgegeben von: Szeimies RM, Hauschild A, Garbe C, Kaufmann R, Landthaler M.Thieme Verlag 2010, Seiten. 123-143.

Lien MH, Fenske NA, Glass LF (2012). Advances in the chemoprevention of non-melanoma skin cancer in high-risk organ transplant recipients. Semin Oncol 39: 134-138.

Lomas A, Leonardi-Bee J, Bath-Hextall F (2012). A systematic review of worldwide incidence of nonmelanoma skin cancer. Br J Dermatol 166: 1069-1080.

Marcil I, Stern RS (2000). Risk of developing a subsequent nonmelanoma skin cancer in patients with a history of nonmelanoma skin cancer: a critical review of the literature and meta-analysis. Arch Dermatol 136: 1524-1530.

McCusker ME, Hou J, Wang L, Yue H, Hauschild A (2012). Metastatic basal cell carcinoma: Differences in survival by site of spread. J Clin Oncol 30: Abstract 8585-

Moeholt K, Aagaard H, Pfeiffer P, Hansen O (1996). Platinum-based cytotoxic therapy in basal cell carcinoma – a review of the literature. Acta Oncol 35: 677-682.

Mosterd K, Krekels GA, Nieman FH, Ostertag JU, Essers BA, Dirksen CD, Steijlen PM, Vermeulen A, Neumann H, Kelleners-Smeets NW (2008). Surgical excision versus Mohs' micrographic surgery for primary and recurrent basal-cell carcinoma of the face: a prospective randomised controlled trial with 5-years' follow-up. Lancet Oncol 9: 1149-1156.

Neville JA, Welch E, Leffell DJ (2007). Management of nonmelanoma skin cancer in 2007. Nat Clin Pract Oncol 4: 462-469.

Otley CC, Stasko T, Tope WD, Lebwohl M (2006). Chemoprevention of nonmelanoma skin cancer with systemic retinoids: practical dosing and management of adverse effects. Dermatol Surg 32: 562-568.

Pan S, Dong Q, Sun LS, Li TJ (2010). Mechanisms of inactivation of PTCH1 gene in nevoid basal cell carcinoma syndrome: modification of the two-hit hypothesis. Clin Cancer Res 16: 442-450.

Parren LJ, Frank J (2011). Hereditary tumour syndromes featuring basal cell carcinomas. Br J Dermatol 165: 30-34.

Pfeiffer P, Hansen O, Rose C (1990). Systemic cytotoxic therapy of basal cell carcinoma. A review of the literature. Eur J Cancer 26: 73-77.

Raasch BA, Buettner PG, Garbe C (2006). Basal cell carcinoma: histological classification and body-site distribution. Br J Dermatol 155: 401-407.

Raszewski RL, Guyuron B (1990). Long-term survival following nodal metastases from basal cell carcinoma. Ann Plast Surg 24: 170-175.

Reifenberger J, Wolter M, Knobbe CB, Kohler B, Schonicke A, Scharwachter C, Kumar K, Blaschke B, Ruzicka T, Reifenberger G (2005). Somatic mutations in the PTCH, SMOH, SUFUH and TP53 genes in sporadic basal cell carcinomas. Br J Dermatol 152: 43-51.

Rosen H, Schmidt B, Lam HP, Meara JG, Labow BI (2009). Management of nevus sebaceous and the risk of basal cell carcinoma: an 18-year review. Pediatr Dermatol 26: 676-681.

Rowe DE, Carroll RJ, Day CL, Jr. (1989a). Long-term recurrence rates in previously untreated (primary) basal cell carcinoma: implications for patient follow-up. J Dermatol Surg Oncol 15: 315-328.

Rowe DE, Carroll RJ, Day CL, Jr. (1989b). Mohs surgery is the treatment of choice for recurrent (previously treated) basal cell carcinoma. J Dermatol Surg Oncol 15: 424-431.

Rubin AI, Chen EH, Ratner D (2005). Basal-cell carcinoma. N Engl J Med 353: 2262-2269.

Smeets NW, Krekels GA, Ostertag JU, Essers BA, Dirksen CD, Nieman FH, Neumann HA (2004). Surgical excision vs Mohs' micrographic surgery for basal-cell carcinoma of the face: randomised controlled trial. Lancet 364: 1766-1772.

So PL, Fujimoto MA, Epstein EH, Jr. (2008). Pharmacologic retinoid signaling and physiologic retinoic acid receptor signaling inhibit basal cell carcinoma tumorigenesis. Mol Cancer Ther 7: 1275-1284.

Stern RS (2012). The risk of squamous cell and basal cell cancer associated with psoralen and ultraviolet A therapy: a 30-year prospective study. J Am Acad Dermatol 66: 553-562.

Telfer NR, Colver GB, Morton CA (2008). Guidelines for the management of basal cell carcinoma. Br J Dermatol 159: 35-48.

Tilli CM, Van Steensel MA, Krekels GA, Neumann HA, Ramaekers FC (2005). Molecular aetiology and pathogenesis of basal cell carcinoma. Br J Dermatol 152: 1108-1124.

van der Geer S, Martens J, van Roij J, Brand E, Ostertag JU, Verhaegh ME, Neumann HA, Krekels GA (2012). Imiquimod 5 % cream as pretreatment of Mohs micrographic surgery for nodular basal cell carcinoma in the face: a prospective randomized controlled study. Br J Dermatol 167: 110-115.

van der Geer S, Ostertag JU, Krekels GA (2009). Treatment of basal cell carcinomas in patients with nevoid basal cell carcinoma syndrome. J Eur Acad Dermatol Venereol 23: 308-313.

von Domarus H, Stevens PJ (1984). Metastatic basal cell carcinoma. Report of five cases and review of 170 cases in the literature. J Am Acad Dermatol 10: 1043-1060.

Wadhera A, Fazio M, Bricca G, Stanton O (2006). Metastatic basal cell carcinoma: a case report and literature review. How accurate is our incidence data? Dermatol Online J 12: 7-

Walling HW, Fosko SW, Geraminejad PA, Whitaker DC, Arpey CJ (2004). Aggressive basal cell carcinoma: presentation, pathogenesis, and management. Cancer Metastasis Rev 23: 389-402.

Watt TC, Inskip PD, Stratton K, Smith SA, Kry SF, Sigurdson AJ, Stovall M, Leisenring W, Robison LL, Mertens AC (2012). Radiation-related risk of basal cell carcinoma: a report from the Childhood Cancer Survivor Study. J Natl Cancer Inst 104: 1240-1250.

Weinstock MA, Bingham SF, Digiovanna JJ, Rizzo AE, Marcolivio K, Hall R, Eilers D, Naylor M, Kirsner R, Kali-

vas J, Cole G, Vertrees JE (2012). Tretinoin and the prevention of keratinocyte carcinoma (Basal and squamous
cell carcinoma of the skin): a veterans affairs randomized
chemoprevention trial. J Invest Dermatol 132: 1583-
1590.

Zagrodnik B, Kempf W, Seifert B, Muller B, Burg G, Uro-
sevic M, Dummer R (2003). Superficial radiotherapy for
patients with basal cell carcinoma: recurrence rates,
histologic subtypes, and expression of p53 and Bcl-2.
Cancer 98: 2708-2714.

3. Topische medikamentöse Therapieoptionen des Basalzellkarzinoms

3.1. 5-Fluorouracil

5-Fluorouracil (5-FU) ist ein in der 5-Stellung fluoriertes Uracil, welches gemeinsam mit den Nukleinbasen Cytosin und Thymidin zu den Pyrimidinanaloga gehört. 5-Fluorouracil tritt als Prodrug in die Zelle ein und entwickelt nach Metabolisierung seine therapeutisch genutzte Wirkung über eine Hemmung der Synthese von Nukleinsäuren. Aufgrund seiner strukturellen Ähnlichkeit zu den Nukleinbasen Cytosin und Thymidin bzw. Uracil werden 5-Fluorouracil-Metaboliten als falsche Bausteine in DNA und RNA integriert. So wird 5-Fluor-Uridintriphosphat (5-F-UTP) in die RNA eingebaut, was zu einer Synthese fehlerhafter RNA-Stränge führt. Darüber hinaus hemmt der 5-Fluorouracil-Metabolit 5-Fluor-desoxy-Uridinmonophosphat (5-F-dUMP) die Thymidylatsynthetase. Diese katalysiert die erforderliche Synthese von Desoxy-Thymidinmonophosphat (dTMP) aus Desoxy-Uridinmonophosphat (dUMP). Durch die Hemmung der Thymidylatsynthetase resultiert ein Mangel des DNA-Bausteins Desoxy-Thymidinmonophosphat, wodurch die DNA-Synthese gehemmt wird. Außerdem wird 5-Fluor-desoxy-Uridintriphosphat (5-FdUTP) analog zur RNA-Synthese als fehlerhafter Baustein in die DNA integriert. Diese Mechanismen führen zur Hemmung des Zellwachstums und letztlich zum Zelltod (☞ Abb. 3.1). Insgesamt kommen die geschilderten Mechanismen insbesondere in Geweben mit hoher Proliferationsrate zum Tragen, so dass an der Haut eine gewisse Selektivität der 5-Fluorouracil-Wirkung auf maligne transformierte Zellen besteht (Longley et al. 2003).

5-Fluorouracil wird bereits seit mehreren Jahrzehnten im klinischen Einsatz verwendet. Seit 1975 ist es in Deutschland als topische Zubereitung mit einer Konzentration von 5 % in einer Creme-Grundlage (Efudix® 5 % Creme) zur Therapie aktinischer Keratosen sowie Morbus Bowen und auch superfiziellen Basalzellkarzinomen zugelassen.

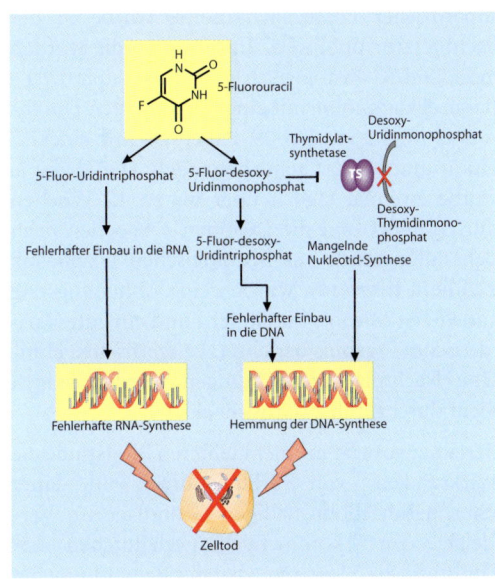

Abb. 3.1: Wirkungsmechanismus von 5-Fluorouracil.

Die Zulassung beschränkt sich dabei jedoch auf nicht operable und nicht bestrahlbare histologisch gesicherte superfizielle Basalzellkarzinome (Fachinformation Efudix®). Bemerkenswerterweise resultierte die ursprüngliche Zulassung der amerikanischen Food and Drug Administration (FDA) von 5-Fluorouracil zum Einsatz bei superfiziellen Basalzellkarzinomen auf einer Studienlage, die nicht in der durch Experten begutachteten Fachliteratur veröffentlicht wurde (Love et al. 2009). Die Anwendung erfolgt dabei zweimal täglich über einen Zeitraum von 3 bis 6 Wochen. Dieser Empfehlung folgt auch die deutsche Fachinformation, wobei ergänzend eine Behandlung bis zum Eintreten einer Ulzeration empfohlen wird, so dass die Behandlungsdauer unter Umständen auf 10 bis 12 Wochen verlängert werden muss. Die 5-Fluorouracil-5 %-Creme soll hierzu mit einem Fingerling aufgetragen und das Behandlungsareal anschließend mit einem Okklusivverband versehen werden. Kontakt mit den Schleimhäuten oder mit den Augen muss dabei vermieden werden (Fachinformation Efudix®).

Trotz der bereits langjährigen klinischen Zulassung ist die Evidenzlage zum Einsatz von 5-Fluorouracil beim Basalzellkarzinom in der aktuell in Deutschland kommerziell erhältlichen und klinisch eingesetzten Formulierung nicht sehr umfangreich. Lediglich eine Studie zur Behandlung superfizieller Basalzellkarzinome wurde in der Fachliteratur publiziert. In dieser Studie wurden insgesamt 31 histologisch gesicherte superfizielle Basalzellkarzinome mit einem maximalen Durchmesser von 2 cm bei 29 Patienten mit einer 5-Fluorouracil-5 %-Creme behandelt. Die Therapie wurde zweimal täglich über bis zu 12 Wochen durchgeführt und die Läsionen 3 Wochen nach Behandlungsende zur histologischen Diagnostik exzidiert. Insgesamt wurden eine Abheilungsrate von 90 % (28 von 31 Läsionen) und ein gutes kosmetisches Ergebnis berichtet. Längerfristige klinische Nachfolgeuntersuchungen wurden jedoch nicht durchgeführt (Gross et al. 2007).

Bereits zuvor war in einer kleineren Pilotstudie die Wirksamkeit von 5-Fluorouracil in einer Phosphatidylcholin-haltigen Grundlage im Vergleich zur kommerziell erhältlichen 5-Fluorouracil- 5 %-Creme bei der Behandlung des Basalzellkarzinoms untersucht worden. Die Phosphatidylcholin-Grundlage sollte dabei die Penetration der Wirksubstanz erhöhen. Insgesamt wurden 17 histologisch gesicherte "nicht-superfizielle Basalzellkarzinome mit moderater Tumordicke" außerhalb des Gesichtes mit den beiden topischen Zubereitungen über 4 Wochen einmal täglich behandelt. Die genauen histologischen Kriterien der behandelten Basalzellkarzinome (z.B. noduläres oder sklerodermiformes Basalzellkarzinom, Definition der "moderaten Tumordicke") werden in der Arbeit jedoch nicht angegeben. Die Autoren berichten über eine histologisch kontrollierte Abheilungsrate von 90 % (9 von 10 Basalzellkarzinomen) für die Phosphatidylcholin-haltige Zubereitung und von 57 % (4 von 7 Basalzellkarzinomen) für die Standardzubereitung sowie ein gutes kosmetisches Ergebnis zum Zeitpunkt der letzten Nachuntersuchung 16 Wochen nach Ende der Therapie (Romagosa et al. 2006).

Hinsichtlich der topischen Behandlung von nodulären Basalzellkarzinomen mit 5-Fluorouracil findet sich bereits 1979 eine Arbeit, in der der Autor langfristige Rezidive bei mit 5-Fluorouracil behandelten Basalzellkarzinomen beobachtet hat (12 Rezidive bei 56 nachbeobachteten Patienten) und zu dem Ergebnis kommt, dass 5-Fluorouracil keine

Indikation zur Behandlung von nodulären Basalzellkarzinomen darstellt (Reymann 1979). Auch sonst finden sich zum Einsatz von 5-Fluorouracil bei nicht-superfiziellen, nodulären oder sklerodermiformen Basalzellkarzinomen in der begutachteten Fachliteratur bisher keine Studiendaten, die eine hinreichende Wirksamkeit dokumentieren würden (Love et al. 2009).

Das Nebenwirkungsspektrum von 5-Fluorouracil umfasst Rötungen, Hautirritationen, Juckreiz, Schmerzen, ausgeprägte Erosionen und Ulzeration, sowie Blasen und Nekrosen. Das Auftreten einer Ulzeration wird bei der Behandlung von superfiziellen Basalzellkarzinomen wie oben ausgeführt als Therapieziel explizit gefordert.

Zusammenfassend kann topisches 5-Fluorouracil nach den publizierten Studiendaten eine Therapieoption bei superfiziellen Basalzellkarzinomen darstellen. Die Evidenzlage ist jedoch nicht sehr umfangreich und die Zulassung in Deutschland auf die nicht operablen und nicht bestrahlbaren superfiziellen Basalzellkarzinome beschränkt. Insgesamt stehen lokale Therapieoptionen mit einer umfassenderen Datenlage zur Verfügung.

3.2. Imiquimod

Imiquimod, ein synthetisch hergestelltes Imidazochinolin, gehört zur Substanzgruppe der sogenannten Immune Response Modifier (IRM). Imiquimod hat eine Vielzahl biologischer Effekte, die insbesondere durch seine agonistische Wirkung an den Toll-Like-Rezeptoren (TLR)-7 und -8 mediiert werden (Hemmi et al. 2002, Jurk et al. 2002). Die Bindung von Imiquimod an TLR-7 und -8 führt u.a. über Aktivierung des zentralen Transkriptionsfaktors Nukleärer Faktor Kappa B (Nuclear Factor Kappa B, NFκB) zu einer Induktion verschiedener proinflammatorischer Mediatoren. Diese beinhalten insbesondere die Zytokine Interferon-alpha (IFN-α), Tumornekrosefaktor alpha (TNF-α), verschiedene Interleukine (IL) wie IL-2, IL-6, IL-8 und IL-12, den Granulozyten-Koloniestimulierenden Faktor (*Granulocyte Colony Stimulating Factor*, G-CSF) sowie den Granulozyten-Makrophagen-Kolonie-stimulierenden Faktor (*Granulocyte Macrophage Colony Stimulating Factor*, GM-CSF), außerdem Chemokine wie das *Monocyte Chemotractant Protein-1* (MCP-1) und das *Macrophage Inflammatory Protein*-1α und -1β

(MIP-1α und MIP-1β). Diese Mechanismen führen u.a. zur Stimulation und Immigration von Langerhanszellen, T-Lymphozyten, natürlichen Killer-Zellen (NK-Zellen) und Makrophagen. Insgesamt führt dieser Mechanismus damit vor allem zu einer Steigerung der Th1-gewichteten zellulären antitumoralen Immunantwort (Schön et al. 2007).

Neben dieser TLR-7- und TLR-8-vermittelten Stimulation der zellulären Immunität scheinen auch andere Wirkungsmechanismen zur Antitumoraktivität von Imiquimod beizutragen. So scheint Imiquimod in cAMP-vermittelte Signalwege einzugreifen, die in Tumorzellen im Sinne einer negativen Rückkopplung zur Limitierung einer induzierten inflammatorischen Reaktion führen können. Imiquimod scheint durch Bindung an Adenosinrezeptoren, aber auch unabhängig davon,

eine Hemmung der Adenylatzyklase und damit eine Hemmung dieser cAMP-vermittelten antiinflammatorischen Mechanismen zu erzeugen. Dadurch könnte Imiquimod zum verstärkten Ablauf einer inflammatorischen Antitumorreaktion beitragen (Odashima et al. 2005, Schön et al. 2006). Außerdem kann Imiquimod in höheren, aber therapeutisch relevanten Konzentrationen direkt Apoptose in Tumorzellen erzeugen (Schön et al. 2003). Einige wesentliche Aspekte der vielfältigen pharmakologischen Effekte von Imiquimod sind übersichtsartig in Abb. 3.2 dargestellt.

Die Wirkung von Imiquimod auf das Basalzellkarzinom ist in Studien im Vergleich zu anderen topischen Therapieoptionen sehr gut untersucht. Insbesondere existieren auch Langfristdaten mit einem bis zu 5-jährigen Nachbeobachtungszeitraum (Vidal et al. 2007, Gollnick et al. 2008). Die

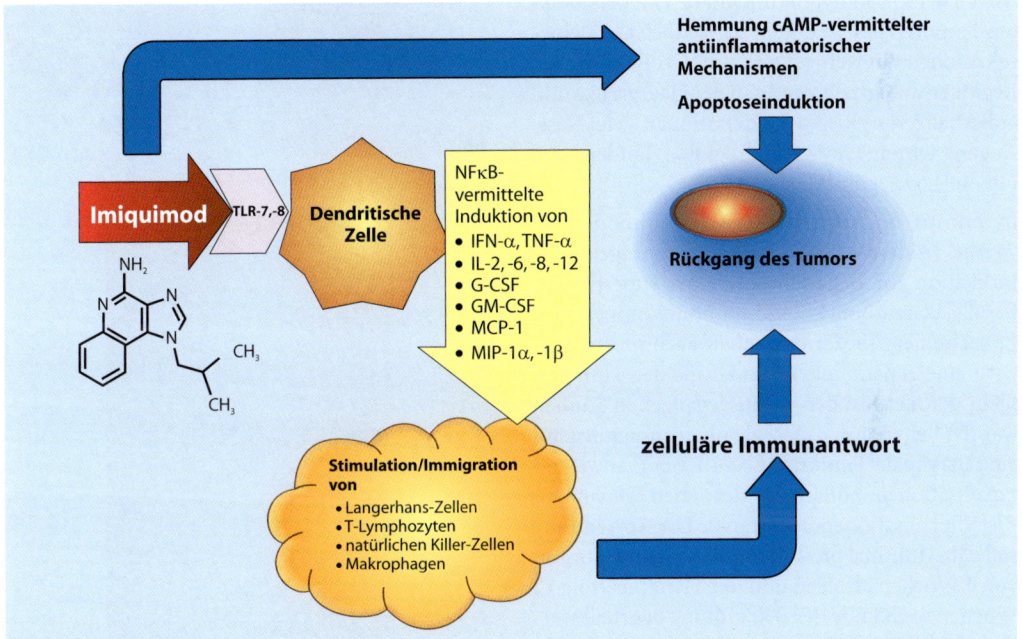

Abb. 3.2: Zusammenfassung wesentlicher antitumoraler Wirkungsmechanismen von Imiquimod: Die Bindung von Imiquimod an die Toll-Like-Rezeptoren (TLR)-7 und -8 führt u.a. über eine Aktivierung des Nukleären Faktors Kappa B (NFκB) zu einer Induktion von Zytokinen wie Interferon-alpha (IFN-α), Tumornekrosefaktor alpha (TNF-α), Interleukin (IL)-2, IL-6, IL-8 und IL-12, Granulozyten-Kolonie-stimulierender Faktor (G-CSF), Granulozyten-Makrophagen-Kolonie-stimulierender Faktor (GM-CSF) sowie von Chemokinen wie *Monocyte Chemotractant Protein*-1 (MCP-1) und *Macrophage Inflammatory Protein*-1α und -1β (MIP-1α und MIP-1β). Dies führt u.a. zur Stimulation und Immigration von Langerhanszellen, T-Lymphozyten, natürlichen Killer-Zellen und Makrophagen und damit zu einer Steigerung der Th1-gewichteten zellulären antitumoralen Immunantwort. Daneben scheint Imiquimod in Tumorzellen cAMP-vermittelte antiinflammatorische Mechanismen zu hemmen und dadurch zum verstärkten Ablauf entzündlicher Antitumorreaktionen beizutragen sowie direkt Apoptose in Tumorzellen zu erzeugen.

zur Verfügung stehenden Studiendaten wurden
unter anderem in einer Übersichtsarbeit von Love
et al. zusammengefasst und bewertet (Love et al.
2009).

Die umfangreichste Datenlage findet sich zur Imiquimod-Therapie des superfiziellen Basalzellkarzinoms. Hier wurden 15 Studien zusammengefasst, in denen superfizielle Basalzellkarzinome mit
Imiquimod-5 %-Creme in verschiedenen Therapiealgorithmen behandelt wurden. Insgesamt
wurden in den 3 Studien der höchsten Qualitäts-
stufe, der *"Class A"* nach der *"Strength of Recom-
modation Taxonomy"* (SORT), 515 Patienten mindestens einmal täglich und mindestens fünfmal
pro Woche über 6 bis 12 Wochen behandelt (Geisse et al. 2002, Schulze et al. 2005, Geisse et al. 2004).
Bei diesen Patienten wurde in 81 % der Fälle eine
histologisch bestätigte Abheilung 6 bis 12 Wochen
nach Therapieende dokumentiert. Die behandelten Tumoren beschränkten sich jedoch auf kleinere Läsionen mit weniger als 2 cm² Größe sowie auf
Regionen außerhalb von 1 cm der Haargrenze und
außerhalb von Risiko-Lokalisationen wie Nase,
Augen, Ohren, Anogenitalregion, Händen und
Füßen (Love et al. 2009).

In Europa und den USA ist Imiquimod-5 %-
Creme (Aldara® 5 % Creme) eine zugelassene
Indikation zur Behandlung kleiner superfizieller
Basalzellkarzinome bei immunkompetenten
Erwachsenen. In der deutschen Fachinformation
wird eine genaue maximale Größe der Tumoren
nicht definiert. In den vorausgegangenen Studien
war die Behandlung aber wie oben ausgeführt auf
eine maximale Tumorgröße von 2 cm² sowie auf
Lokalisationen außerhalb der oben genannten
Risikolokalisationen beschränkt. Die Anwendung
soll dabei fünfmal pro Woche über einen Zeitraum
von 6 Wochen erfolgen und der Therapieerfolg 12
Wochen nach Ende der Behandlung beurteilt werden (Fachinformation Aldara® 5 % Creme). Abb.
3.3a-c zeigen klinische Beispiele der Behandlung
superfizieller Basalzellkarzinome mit Imiquimod-
5 %-Creme sowie eine dazugehörige Histologie.

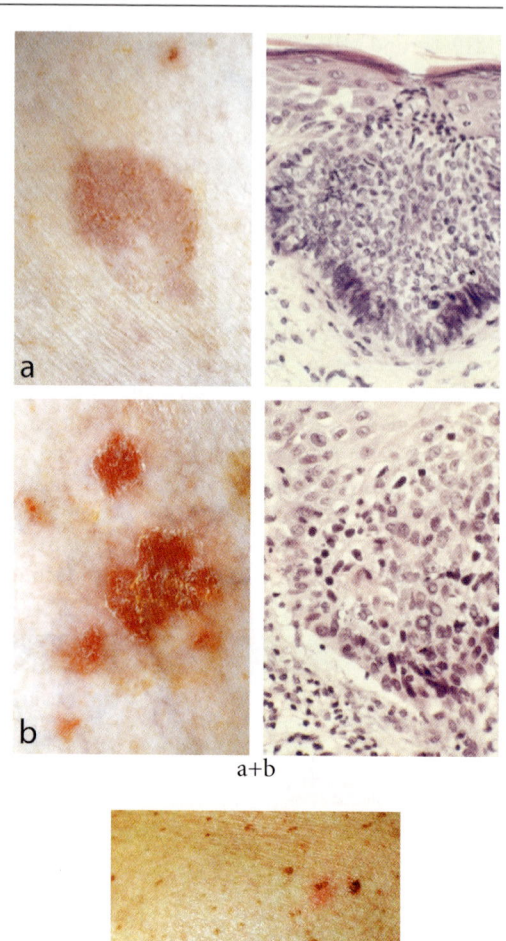

a+b

c

Abb. 3.3a-c: Superfizielles Basalzellkarzinom ohne
Therapie (**a**) und weiteres superfizielles Basalzellkarzinom derselben Patientin nach 4 Tagen Therapie mit
Imiquimod-5%-Creme (**b**) sowie die zugehörige Histologie. Das Imiquimod-behandelte Basalzellkarzinom
zeigt eine lymphozytäre Infiltration (aus: Schön MP et
al. J Natl Cancer Inst. 2003).
c: Superfizielles Basalzellkarzinom mit zentraler Narbe
nach Probebiopsie bei einer anderen Patientin 6 Wochen nach Behandlung mit Imiquimod-5%-Creme
fünfmal pro Woche über 6 Wochen.

Auch zur Imiquimod-Behandlung des nodulären Basalzellkarzinoms existieren mehrere Untersuchungen. Von Love et al. wurden insgesamt 11 Studien identifiziert und zusammengefasst (Love et al. 2009). In der einzigen "*Class A*"-Studie und zugleich größten Studie wurden insgesamt 191 Patienten mit Imiquimod-5 %-Creme unter verschiedenen Therapieregimen behandelt. Die Tumorgröße umfasste zwischen 0,5 cm² und 1,5 cm², Tumoren innerhalb 1 cm der Haargrenze und in Risikolokalisationen wie Augen, Nase Mund und Ohren waren ausgeschlossen. Die Anwendung variierte dabei zwischen einmal täglich an drei Tagen pro Woche bis zu zweimal täglich an sieben Tagen pro Woche, der Behandlungszeitraum zwischen 6 und 12 Wochen. Insgesamt zeigten sich 6 Wochen nach Behandlungsende die besten therapeutischen Ergebnisse für die Behandlung einmal täglich an 7 Tagen in der Woche über 6 Wochen mit 71 % (25 von 35 Patienten) bzw. über 12 Wochen mit 76 % (16 von 21 Patienten) histologisch bestätigter Abheilungsrate (Shumack et al. 2002).

Für das sklerodermiforme Basalzellkarzinom finden sich nur wenige Daten. In einer Studie, über die auch eine 5-jährige Nachbeobachtung vorliegt, wurden neben superfiziellen und nodulären Basalzellkarzinomen auch 43 sklerodermiforme Basalzellkarzinome mit Imiquimod-5 %-Creme behandelt. Die Therapie wurde dabei entweder einmal täglich dreimal pro Woche über 8 Wochen oder fünfmal pro Woche über 5 Wochen durchgeführt. Insgesamt zeigte sich in der Nachbeobachtung nach 5 Jahren eine anhaltende Remission bei 60 % (26 von 43) der sklerodermiformen Basalzellkarzinome (Vidal et al. 2004, Vidal et al. 2007).

Bei Patienten mit Gorlin-Goltz-Syndrom (Basalzell-Naevus-Syndrom, ☞ Kap. 1) gibt es Fallberichte und kleinere Fallserien, die einen erfolgreichen Einsatz von Imiquimod-5 %-Creme zur Behandlung multipler Basalzellkarzinome darlegen. Die angewendeten Therapiealgorithmen variierten in diesen Berichten, meist wurde über 5 bis 7 Tage pro Woche über einen Gesamtzeitraum zwischen 6 und 18 Wochen behandelt (Kagy et al. 2000, Micali et al. 2002, Stockfleth et al. 2002, Micali et al. 2003, Vereecken et al. 2004, Quist et al. 2011). In einem Fallbericht wurde ein einzelner Patient mit mehr als 300 superfiziellen Basalzellkarzinomen am gesamten Körper mit Imiquimod-5 %-Creme behandelt. Die Behandlung wurde abschnittsweise über jeweils 6 Wochen durchgeführt, bevor das nächste Areal therapiert wurde. Die Autoren berichten über ein gutes therapeutisches Ergebnis. Nur insgesamt 9 Läsionen sprachen nicht auf die Imiquimod-Therapie an und wurden exzidiert, bei allen handelte es sich um pigmentierte Basalzellkarzinome (Ferreres et al. 2006).

Darüber hinaus existieren mehrere Fallberichte über eine Imiquimod-Behandlung multipler Basalzellkarzinome bei Patienten mit Xeroderma pigmentosum. Bei diesen Patienten führt ein autosomal-rezessiver Defekt der Nukleotid-Exzisions-Reparatur UV-induzierter DNA-Schäden zu einem etwa 1000-fach erhöhten Risiko für die Entwicklung UV-induzierter Hauttumoren (Thoms et al. 2007). Die insbesondere im Gesicht lokalisierten Basalzellkarzinome wurden jeweils mit Imiquimod-5 %-Creme in unterschiedlicher Frequenz mehrfach pro Woche für bis zu 12 Wochen behandelt (Wiesberg et al. 2002, Nagore et al. 2003, Roseeuw 2003, Malhotra et al. 2008). In einem Fall wurde dabei die Lokaltherapie mit Imiquimod mit einer oralen Acitretin-Gabe kombiniert (Gianotti et al. 2003). In allen Fällen wurde von den Autoren ein sehr gutes therapeutisches Ergebnis berichtet.

Auch für das Risiko-Kollektiv der organtransplantierten Patienten gibt es Berichte, die eine Wirksamkeit von Imiquimod beim Basalzellkarzinom dokumentieren (Vidal et al. 2004, Brown et al. 2005). So wurden bei vier nierentransplantierten Patienten und einem herztransplantierten Patienten insgesamt 10 Basalzellkarzinome verschiedener Subtypen mit Imiquimod-5 %-Creme fünfmal pro Woche über 4 bis 6 Wochen therapiert. Bei allen 4 behandelten superfiziellen Basalzellkarzinomen, bei 2 von 3 nodulären Basalzellkarzinomen und bei 1 von 3 sklerodermiformen Basalzellkarzinomen wurde 6 Wochen nach Therapieende eine histologisch bestätigte Abheilung berichtet (Vidal et al. 2004). Patienten mit Organtransplantaten stellen allerdings nach der aktuell gültigen Zulassung der in Deutschland erhältlichen Imiquimod-5 %-Creme explizit eine Anwendungsbeschränkung dar (Fachinformation Aldara®).

Das Nebenwirkungsspektrum von Imiquimod umfasst Lokalreaktionen wie Juckreiz, Schmerzen, Rötung, Brennen, Erosionen, Ulzerationen und Krustenbildung. Dabei konnte eine Assoziation von lokaler Nebenwirkung und Therapieerfolg beobachtet werden (Gollnick et al. 2008). Neben den Lokalreaktionen werden auch systemische Nebenwirkungen, wie insbesondere grippeartige Symptome und Kopfschmerzen beobachtet.

Zusammenfassend stellt Imiquimod eine zur Behandlung kleiner superfizieller Basalzellkarzinome zugelassene und nach den vorhandenen Daten effektive Therapieoption mit gutem kosmetischem Ergebnis dar. Für die Behandlung nodulärer und insbesondere sklerodermiformer Basalzellkarzinome ist Imiquimod jedoch nicht zugelassen. Zwar stehen Studiendaten zur Verfügung, die eine gewisse Wirksamkeit auch für diese Tumortypen dokumentieren, die Anwendung von Imiquimod in diesen Situationen sollte aber besonderen Ausnahmefällen vorbehalten bleiben und würde eine sehr sorgfältige Nachbeobachtung erfordern.

3.3. Andere und experimentelle Therapieoptionen

3.3.1. Ingenolmebutat

Ingenolmebutat (ingenol-3-angelate, PEP005) ist der aktive Wirkstoff aus der Pflanze *Euphorbia peplus* (Gartenwolfsmilch), einem Wolfsmilchgewächs (☞ Abb. 3.4). Die Pflanze selbst ist toxisch und wird daher auch von Tieren gemieden. Die potentielle pharmakologische Wirkung des Pflanzensaftes ist jedoch volksmedizinisch schon lange bekannt und wurde schon seit vielen Jahrhunderten z.B. durch die Australische Urbevölkerung zur Behandlung von Warzen und Hauttumoren genutzt. Seit Februar 2012 ist Ingenolmebutat-Gel unter dem Handelsnamen Picato® in den USA zur Behandlung aktinischer Keratosen zugelassen. Im November 2012 erfolgte unter diesem Namen auch in Deutschland und Europa die Zulassung mit identer Indikation. Das Gel steht dazu in zwei Konzentrationen zur Verfügung: 150 µg/g zur Anwendung an Gesichts- und Kopfhaut einmal täglich an drei aufeinander folgenden Tagen und 500 µg/g zur Anwendung an Stamm und Extremitäten einmal täglich an 2 aufeinander folgenden Tagen (Fachinformation Picato®). Die medikamentöse Reaktion tritt dabei schnell ein, erreicht nach wenigen Tagen ihr Maximum und klingt innerhalb von etwa 2 Wochen (an Gesichts- und Kopfhaut) bis 4 Wochen (an Stamm und Extremitäten) wieder ab (Lebwohl et al. 2012).

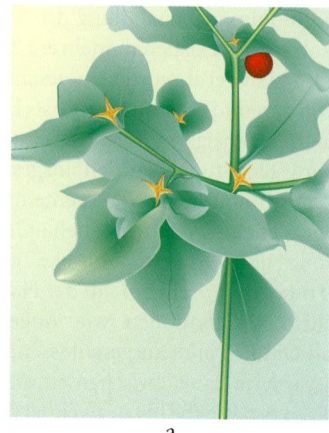

a

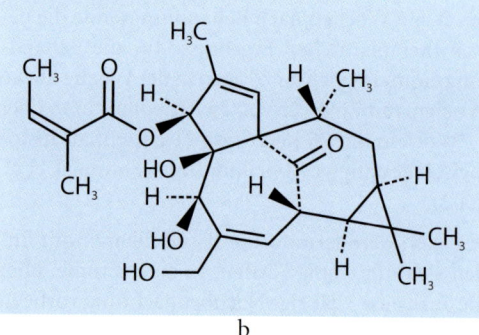

b

Abb. 3.4a+b: *Euphorbia peplus* (Gartenwolfsmilch) (**a**) und Strukturformel von Ingenolmebutat (**b**), der aktiven Substanz aus *Euphorbia peplus*.

Der Wirkungsmechanismus von Ingenolmebutat ist noch nicht geklärt. Nach derzeitigem Kenntnisstand entwickelt Ingenolmebutat seine antitumoralen Effekte in einem zweischrittigen Prozess (Rosen et al. 2012). Zum ersten entsteht eine dosisabhängige, unspezifisch-toxische Wirkung, die in oberflächlichen Hautschichten zur Nekrose führt. Dieser Effekt betrifft auch gesunde Haut. Allerdings scheint sich Ingenolmebutat in entdifferenzierten Keratinozyten im Vergleich zu differenzierten Keratinozyten verstärkt anzureichern, so dass möglicherweise eine gewisse Selektivität für epitheliale Tumorzellen vorhanden ist (Stahlhut et al. 2012). Im zweiten Schritt scheint eine Neutrophilen-vermittelte spezifische Antitumorantwort initiiert zu werden, die u.a. über eine Induktion von reaktiven Sauerstoff-Spezies (reactive oxygen species, ROS) zur Tumorzellzerstörung führt (Rosen et al. 2012). Klinisch tritt diese Neutrophilen-Aktivierung in der Ausbildung von Pusteln in

Erscheinung. Sie scheint für die langfristige Anti-tumorantwort eine wesentliche Rolle zu spielen. So konnte im Tierexperiment gezeigt werden, dass eine topische Ingenolmebutat-Therapie von Plattenepithelkarzinomen bei Mäusen zur Tumorregression führte. Mäuse, bei denen die Neutrophilen depletiert waren, entwickelten jedoch nach etwa 4 Wochen Tumorrezidive, wohingegen die Kontrolltiere eine anhaltende Tumorremission aufwiesen (Challacombe et al. 2006). Außerdem werden im Mausmodell p53-Mutationen durch Ingenolmebutat reduziert (Cozzi et al. 2012).

Das Nebenwirkungsspektrum von Ingenolmebutat-Gel umfasst Lokalreaktionen wie Rötungen, Schuppung, Pustelbildung, Erosionen und Ulzerationen, sowie Juckreiz und Schmerzen. Systemische Nebenwirkungen werden jedoch nicht beobachtet (Lebwohl et al. 2012).

Zum Einsatz von Ingenolmebutat beim Basalzellkarzinom liegen zum Zeitpunkt der Manuskripterstellung zwei publizierte Studien vor. Zuvor war bereits 1975 ein Einzelfall zur häuslichen Behandlung eines histologisch gesicherten Basalzellkarzinoms mit dem Pflanzensaft aus *Euphorbia peplus* berichtet worden (Weedon et al. 1975). Ramsay et al. veröffentlichten 2011 eine klinische Phase-I/II-Studie über die Behandlung von aktinischen Keratosen, Plattenepithelkarzinomen und insgesamt 28 Basalzellkarzinomen mit *Euphorbia peplus*-Saft. Dabei wurden nur Patienten behandelt, bei denen zuvor eine konventionelle Lokaltherapie gescheitert war, die eine chirurgische Behandlung abgelehnt hatten oder die für eine solche nicht geeignet erschienen. Die Tumoren wurden einmal täglich an drei aufeinanderfolgenden Tagen mit 0,1 ml bis 0,3 ml des Pflanzensaftes behandelt. Nachuntersuchungen erfolgten nach 1, 6 und 12 Monaten, wobei insgesamt eine histologisch bestätigte Komplettremissionsrate von 78 % berichtet wurde. Eine Aussage zur Unterscheidung zwischen superfiziellen und nodulären Basalzellkarzinomen wurde in der Studie nicht gemacht (Ramsay et al. 2011).

In einer Phase-IIa-Studie berichteten Siller et al. über die Anwendung der isolierten Substanz Ingenolmebutat in 3 verschieden Konzentrationen in einer Gel-Grundlage bei insgesamt 60 Patienten mit superfiziellen Basalzellkarzinomen. Die Anwendung erfolgte dabei einmal täglich an zwei auf-

einanderfolgenden Tagen. Bei 59 der Patienten befanden sich die superfiziellen Basalzellkarzinome an Rumpf und Extremitäten, in einem Fall im Gesicht. Die beste Ansprechrate mit einer histologisch bestätigten Abheilungsrate von 63 % bei gleichzeitig gut tolerablem Nebenwirkungsprofil zeigte sich dabei für die höchste untersuchte Konzentration, dem Ingenolmebutat-0,05 %-Gel (Siller et al. 2010). Dies entspricht der Konzentration und dem Anwendungsalgorithmus, in dem Ingenolmebutat aktuell zur Behandlung von aktinischen Keratosen am Rumpf zugelassen ist.

Laut ClinicalTrails.gov wurde unter der Identifikationsnummer NCT01325688 eine weitere Studie zur Therapie superfizieller Basalzellkarzinome mit Ingenolmebutat abgeschlossen. Diese sollten dabei mit Ingenolmebutat-0,05 %-Gel an drei aufeinanderfolgenden Tagen behandelt werden und ergänzend zwei verschiedene Formen von Okklusionsverbänden im Vergleich zur nicht-okklusiven Behandlung angewendet werden. Studienergebnisse waren zum Zeitpunkt der Manuskripterstellung im Februar 2013 noch nicht publiziert.

3.3.2. Solasodin-Glykoalkaloide (BEC)

Solasodin-Glykoalkaloide sind pharmakologisch aktive Pflanzeninhaltsstoffe, die u.a. aus der Aubergine extrahiert werden können. Bereits 1987 berichtete eine Australische Arbeitsgruppe über die Behandlung UV-induzierter Hauttumore, darunter 6 Basalzellkarzinome, mit einer Creme, die 10 % einer Mischung aus verschiedenen pflanzlichen Solasodin-Glykoalkaloiden enthielt. Für 5 von 6 behandelten Basalzellkarzinomen wurde dabei eine Remission angegeben (Cham et al. 1987). Der genaue antitumorale Wirkungsmechanismus der Solasodin-Glykoalkaloide ist jedoch unklar. In einer nachfolgenden offenen Studie mit einer standardisierten Solasodin-Glykoalkaloid-Mischung ("BEC") in wesentlich niedrigerer Konzentration von 0,005 % in einer Creme-Grundlage ("Curaderm") wurde über eine erfolgreiche Behandlung von aktinischen Keratosen, Plattenepithelkarzinomen und Basalzellkarzinomen berichtet. Für alle der 39 behandelten Basalzellkarzinome wurde eine Remission angegeben (Cham et al. 1991).

Punjabi et al. berichteten schließlich 2008 über eine doppelblinde, randomisierte, Placebo-kontrollierte Multicenter-Studie zur Behandlung von Basalzellkarzinomen mit einer weiteren standardisierten Mischung verschiedener Solasodin-Glyko-alkaloide in einer Konzentration von ebenfalls 0,005 % in einer Creme-Grundlage ("Zycure"). Diese Creme soll hauptsächlich die Solasodin-Glykoalkaloide Solasonin und Solamargin enthalten. Hierzu wurden Basalzellkarzinome bei insgesamt 62 Patienten mit der Creme-Zubereitung zweimal täglich unter dauerhafter Okklusion über 8 Wochen behandelt. Sklerodermiforme Basalzellkarzinome wurden dabei ausgeschlossen, ansonsten wurden keine Angaben zu den behandelten histologischen Basalzellkarzinom-Subtypen gemacht. Am Ende der Behandlungsphase wurde mittels 2 mm Stanzbiopsie bei 66 % (41 von 62) der Patienten eine Remission dokumentiert. Von diesen konnten insgesamt 37 Patienten über einen Zeitraum von 12 Monaten nachbeobachtet werden, wobei die Autoren für 29 Patienten (78 % der nachbeobachteten Patienten mit einer ursprünglichen Abheilung) eine anhaltende Remission berichten. Das Nebenwirkungsspektrum wurde in der Studie nicht ausführlich dargestellt, sondern unter dem Begriff "lokale Irritationen" zusammengefasst. Insgesamt wurde die Verträglichkeit als gut, ohne Auftreten systemischer Nebenwirkungen, beschrieben (Punjabi et al. 2008). Weitere Studien zu diesem Behandlungsansatz finden sich in der Medline-gelisteten Literatur bisher nicht.

3.3.3. Tazaroten

Tazaroten (Zorac®) ist ein synthetisches Vitamin-A-Säure-Derivat mit selektiver Wirkung an den Rentinoid-Rezeptoren beta und gamma. Es wird bisher insbesondere zur topischen Behandlung der Plaque-Psoriasis und der Akne eingesetzt, ist jedoch nicht mehr in Deutschland auf dem Markt. Darüber hinaus wird Tazaroten wie auch anderen Retinoiden antitumorale Effekte zugeschrieben, deren zugrundeliegende Mechanismen jedoch nicht genau geklärt sind. Wesentliche Effekte liegen dabei wohl in der Hemmung der Proliferation, der Induktion von Apoptose und Förderung der Zelldifferenzierung.

Zum Einsatz von Tazaroten beim Basalzellkarzinom liegt eine erste kleinere Untersuchung vor, in der bei 20 Patienten insgesamt 30 Basalzellkarzinome mit Tazaroten-0,1 %-Gel behandelt wurden. Bei den Tumoren handelte es sich um 13 superfizielle und 17 noduläre Basalzellkarzinome. Die Diagnose wurde allerdings nur in 10 Fällen hi-

stologisch bestätigt, in den anderen Fällen wurde sie klinisch und auflichtmikroskopisch gestellt. Die Therapie erfolgte einmal täglich über einen maximalen Behandlungszeitraum von 8 Monaten. Die Autoren berichten über eine vollständige Remission bei 16 von 30 Tumoren (53 %), die nach 5 bis 8 Monaten erreicht wurde. Eine längerfristige Nachbeobachtung wurde jedoch nicht dokumentiert (Peris et al. 1999).

Weiterhin wurde 2004 eine größere Studie publiziert, in der insgesamt 154 kleine superfizielle und noduläre Basalzellkarzinome bei 109 Patienten mit einem Tazaroten- 0,1 %-Gel behandelt wurden. Die Behandlung erfolgte in dieser Studie einmal täglich über 24 Wochen. Insgesamt wurde eine Abheilungsrate von 30,5 % ohne Rezidiv innerhalb von 3 Jahren berichtet (Bianchi et al. 2004).

Das Nebenwirkungsspektrum umfasste in erster Linie Hautreizungen und Juckreiz. Insgesamt ist der Einsatz von topischem Tazaroten beim Basalzellkarzinom nach den bisher vorliegenden Studienergebnissen jedoch mit einer sehr limitierten Erfolgsrate und mit einer langen Behandlungsdauer von mindestens 24 Wochen verbunden.

3.3.4. Cidofovir

Calista berichtete über eine topische Behandlung von 4 Patienten mit jeweils einem Basalzellkarzinom mit Cidofovir, einem Desoxy-Cytidin-Nukleotidanalogon, in einer Creme-Grundlage (Calista 2002). Eine Therapie mit topischem Cidofovir war zuvor u.a. zur Behandlung von Virus-induzierten Erkrankungen der Haut wie Herpes simplex, Mollusca contagiosa und Herpesvirus-Infektionen beschrieben worden (Zabawski et al. 1998). Cidofovir-1 %-Creme wurde zunächst über 10 Tage täglich angewendet, danach über einen weiteren Zeitraum von 50 Tagen an jedem zweiten Tag. Der histologische Subtyp der behandelten Basalzellkarzinome wurde in dieser Arbeit nicht genannt. Drei Monate nach Therapieende zeigten alle Patienten klinisch eine Abheilung mit sehr gutem kosmetischem Ergebnis. Bei 3 von 4 Patienten konnte durch eine Biopsie die Tumorregression auch histologisch bestätigt werden. Bei diesen Patienten trat in einer Nachbeobachtungszeit von 20 bis 24 Monaten kein Rezidiv auf. Nebenwirkungen waren Rötungen, Erosionen, brennendes Gefühl, Blutung und Krustenbildung (Calista 2002). Weitere Studiendaten zu diesem Therapieansatz finden sich in der Literatur bisher aber nicht.

3.3.5. Dinitrochlorbenzol (DNCB)

Dinitrochlorbenzol (DNCB) ist ein potentes Kontaktallergen und erzeugt nach vorausgegangener Sensibilisierung bei seiner topischen Applikation nahezu obligat ein allergisches Kontaktekzem. Seine potenzielle Antitumorwirkung ist bei Hautmetastasen des malignen Melanoms gut dokumentiert, hierbei auch in Kombination mit einer systemischen Chemotherapie mit Dacarbazin (Terheyden et al. 2007). DNCB wird dazu in einer Vaseline- oder Aceton-Formulierung nach vorher erfolgter Sensibilisierung auf das Behandlungsareal aufgebracht. Die Anwendung in einer Vaseline-Grundlage ist dabei meist einfacher zu handhaben. Für DNCB wird jedoch ein kanzerogenes Potential vermutet. Eine therapeutische Alternative kann auch in onkologischen Indikationen Diphenylcyclopropenon (DCP) sein, welches in dieser Hinsicht unproblematischer zu sein scheint (Mayerhausen et al. 1987, Terheyden et al. 2007).

Der genaue Wirkungsmechanismus ist nicht geklärt. Letztendlich wird wohl die lokale Antitumorantwort durch die entstehende Spättyp-Hypersensitivitäts-Reaktion verstärkt. Nebenwirkungen umfassen in erster Linie das gesamte Spektrum des zu erwartenden allergischen Kontaktekzems bis hin zur Ulzeration.

Hinsichtlich der Wirksamkeit dieses Therapieansatzes beim Basalzellkarzinom berichteten Klein et al. 1976 über einen erfolgreichen Einsatz von DNCB bei Patienten mit Basalzellnävussyndrom (Klein et al. 1976). Größere Studiendaten finden sich in der Medline-gelisteten Literatur aber nicht.

3.3.6. Candida-Antigen

Bereits 1975 berichteten Holterman et al., dass die Erzeugung einer Spättyp-Hypersensitivitäts-Reaktion durch intraläsionale Injektion mikrobieller Antigene inklusive Candida-Antigen zur Behandlung verschiedener Hauttumorentitäten, darunter auch Basalzellkarzinomen, eingesetzt werden kann. Aftergut et al. untersuchten daraufhin den Effekt einer Behandlung von 17 Patienten mit superfiziellen und nodulären Basalzellkarzinomen mit einer einmal wöchentlichen intraläsionalen Injektion von 0,1 mg Candida-Antigen wie-

derholt über insgesamt 6 Wochen. Bei 10 (56 %) dieser Patienten konnte eine vollständige Tumorregression histologisch bestätigt werden. Nebenwirkungen umfassten Schmerzen, Juckreiz, Blutung und grippeartige Allgemeinsymptome. In Anbetracht der wiederholt erforderlichen Injektionen und des limitierten therapeutischen Ansprechens gehen jedoch auch die Autoren nicht davon aus, dass sich dieser Behandlungsansatz neben den bekannten topischen Optionen zur Therapie des Basalzellkarzinoms etablieren wird (Aftergut et al. 2005).

3.3.7. Interferon

Interferone sind Proteine oder Glykoproteine, die immunstimulierende, insbesondere antivirale und antitumorale Wirkungen durch die Induktion von Zytokinen entwickeln. Sie stimulieren Makrophagen, natürliche Killer-Zellen und die Lymphozyten-mediierte Zytotoxizität. 1986 erschien ein erster Bericht über die erfolgreiche Behandlung von 8 Patienten mit superfiziellen und nodulären Basalzellkarzinomen mit intraläsional injiziertem, rekombinantem Interferon-$\alpha2$. Hierbei wurden dreimal wöchentlich 1,5 Mio. I.E. (0,15 ml) Interferon-$\alpha2$ über 3 Wochen intraläsional injiziert und die Tumorregion 2 Monate nach Therapieende per Exzisionsbiopsie histologisch untersucht. Bei allen 8 Patienten wurde eine vollständige Tumorremission berichtet (Greenway et al. 1986).

In der Folge wurden weitere kleinere Fallserien bis hin zu größeren Studien zur Behandlung des Basalzellkarzinoms mit verschiedenen Interferon-Typen publiziert. In einer aktuelleren Übersichtsarbeit wurden diese von Kirby und Miller zusammengefasst (Kirby und Miller 2010).

Insgesamt wurden in diesen Arbeiten in 5 Studien 66 Basalzellkarzinome mit Interferon-$\alpha2a$ behandelt. Darunter handelte es sich bei 9 Tumoren um infiltrative oder sklerodermiforme Basalzellkarzinome, sonst in erster Linie um noduläre und superfizielle Basalzellkarzinome. Die Diagnosen waren in allen Fällen histologisch gestellt worden. Die applizierten Dosen richteten sich teilweise nach der Größe der Tumoren. Die Bandbreite der Dosis umfasste 0,9 Mio. I.E. bis zu 6 Mio. I.E. für große Tumoren, im Mittel wurden 2,6 Mio. I.E. Interferon-$\alpha2a$ intraläsional dreimal pro Woche appliziert. Die Gesamtbehandlungsdauer betrug 3 Wochen. Zusammenfassend wurde eine Abheilungsrate von 68 % (45 der 66 Tumoren) dokumentiert. Die Nachbeobachtungszeit umfasste eine Spanne von 3 Monaten bis zu 7 Jahren, insgesamt wurde dabei ein Tumorrezidiv berichtet (Kirby und Miller 2010).

Die umfangreichsten Daten finden sich für eine intraläsionale Behandlung mit Interferon-α2b. Hier wurden in 15 Studien insgesamt 542 Basalzellkarzinome behandelt. Dabei handelte es sich um 161 (34 %) superfizielle, 256 (54 %) noduläre und 22 (4 %) infiltrative oder sklerodermiforme Basalzellkarzinome sowie weitere Typen. Die Therapien wurden mit Interferon-α2b in einigen Fällen mit einer von der Tumorgröße abhängigen Dosis durchgeführt, in den meisten Fällen jedoch mit 1,5 Mio. I.E. dreimal pro Woche. Die Behandlungsdauer betrug ebenfalls 3 Wochen. In der Zusammenschau aller Studien wurde eine vollständige Remission bei 76 % der Tumoren beobachtet. In sieben der Studien wurde eine mediane Nachbeobachtungsdauer von mindestens einem Jahr angegeben, während der über 6 Rezidive berichtet wurde (Kirby und Miller 2010).

Neben den genannten Untersuchungen existiert u.a. auch eine größere Studie zur Therapie von Basalzellkarzinomen mit Interferon-β1a. Hier wurden 139 Patienten mit histologisch gesichertem Basalzellkarzinom dreimal pro Woche über 3 Wochen mit 1,0 Mio. I.E. Interferon-β1a intraläsional behandelt. Sklerodermiforme Basalzellkarzinome waren ausgeschlossen, die anderen behandelten Basalzellkarzinomtypen wurden nicht weiter spezifiziert. 13 Wochen nach Therapieende wurde eine histologisch kontrollierte Abheilung bei 87 von 133 (65 %) auswertbaren Patienten berichtet. In einer medianen Nachbeobachtungszeit von 2 Jahren traten bei 4 Patienten Rezidive auf. Die ästhetischen Ergebnisse wurden in 66 % der Fälle als gut oder sehr gut bezeichnet (Kowalzick et al. 2002).

In zwei kleineren Studien wurde auch eine Therapie des Basalzellkarzinoms mit Interferon-γ untersucht. Zusammengefasst wurden 36 Basalzellkarzinome behandelt, von denen lediglich bei 8 (22 %) eine vollständige Remission erreicht werden konnte (Tank et al. 1989, Edwards et al. 1990).

Für die intraläsionale Interferon-Therapie des Basalzellkarzinoms wurden nicht unerhebliche Nebenwirkungen berichtet. Diese wurden sowohl lokal mit Schmerzen, Schwellungen, Ödemen, Erosionen, Ulzerationen und Nekrosen als auch systemisch mit grippeartigen Beschwerden wie Fieber, Kopfschmerzen, Übelkeit und Abgeschlagenheit, außerdem Zytopenie, Hepato- und Nephrotoxizität beobachtet (Kirby und Miller 2010).

Zusammenfassend zeigt die Behandlung des Basalzellkarzinoms mit intraläsionalem Interferon-α und -β Abheilungsraten von etwa 70 %. Insgesamt ist dieser Therapieansatz wegen des zeitlichen Aufwandes mit mehrfach wöchentlichen Injektionen, zahlreichen Nebenwirkungen, hohen Kosten und Fehlen der klinischen Zulassung meist nicht praktikabel. Da u.a. für noduläre und insbesondere auch für sklerodermiforme Basalzellkarzinome eine gewisse Effektivität nachgewiesen wurde, kann sie eventuell in Ausnahmefällen eine Therapiemöglichkeit darstellen, wenn andere Optionen nicht zur Verfügung stehen.

3.3.8. Interleukin-2

Interleukin-2 ist ein Zytokin, das auch als T-Zell-Wachstumsfaktor bezeichnet wird. Es entwickelt seine Antitumoraktivität insbesondere durch Aktivierung von T-Zellen, aber auch u.a. durch Stimulation von B-Zellen, natürlichen Killer-Zellen, und anderen Interleukinen. Kaplan et al. berichteten 2001 über die Behandlung von 12 histologisch gesicherten Basalzellkarzinomen bei 8 Patienten mit periläsional injiziertem, pegyliertem Interleukin-2 (PEG-IL-2). Hierzu wurden über einen Zeitraum von 1 bis 4 Wochen insgesamt von 3.000 I.E. bis 1.200.000 I.E. PEG-IL-2 appliziert. Die Injektionen erfolgten dabei einmal pro Woche mit einem Einzelvolumen von 0,5 ml PEG-IL-2-Lösung in das subkutane Fettgewebe der Tumoren. Insgesamt wurde für 8 von 12 (67 %) Basalzellkarzinomen eine vollständige Abheilung berichtet. Die beobachteten Nebenwirkungen umfassten in erster Linie Lokalreaktionen wie Schmerzen, Schwellungen und Rötungen. Bei einem Patienten, der mit insgesamt 1,2 Mio. I.E. PEG-IL-2 behandelt wurde, traten auch systemische Nebenwirkungen mit Fieber, Abgeschlagenheit und Kopfschmerzen auf (Kaplan und Moy 2000).

3.3.9. Zinksulfat

Sharquie et al. berichteten 2005 über die Behandlung von 11 Patienten mit insgesamt 100 superfiziellen und nodulären Basalzellkarzinomen (1 bis 46 Basalzellkarzinome je Patient). Die Tumoren wurden dazu mit einer 2 %-igen Zinksulfat-Lösung infiltriert. Dieses Therapieprinzip war zuvor u.a. zur Behandlung der kutanen Leishmaniose sowie zur Behandlung von Verrucae vulgares beschrieben worden. Der Wirkungsmechanismus ist unklar und beruht letztendlich wohl auf der Erzeugung einer Nekrose. Zur Behandlung der Basalzellkarzinome wurden je nach klinischem Ansprechen zwischen 1 und 4 Injektionen im Abstand von 2 Wochen durchgeführt. Für alle behandelten Basalzellkarzinome wurde eine klinische Abheilung berichtet. Im Nachsorgezeitraum von 8 Monaten sei es klinisch zu keinem Rezidiv gekommen, histologische Kontrolluntersuchungen wurden allerdings nur für 5 Läsionen durchgeführt. Nebenwirkungen waren Rötung, Schwellung und Ausbildung einer lokalen Nekrose mit nachfolgender atropher Narbenbildung. Schmerzen bei der Injektion ließen sich durch Zugabe von Xylocain bei der Zubereitung der Zinksulfat-Lösung mindern. Das ästhetische Langzeitergebnis wurde von den Autoren als gut bezeichnet (Sharquie et al. 2005).

3.3.10. Weitere Substanzen

Neben den oben genannten Substanzen existieren weitere in Fallberichten beschriebene Therapieansätze. So berichteten beispielsweise Gyurova et al. über eine einzelne Patientin mit multiplen Basalzellkarzinomen innerhalb einer chronischen Radiodermatitis im Gesicht, die mit Bleomycin, einem Glykopeptid-Chemotherapeutikum, intraläsional behandelt wurden. Dabei erfolgten 7 Injektionen von jeweils 3 I.E. Bleomycin an jedem zweiten Tag. In der Folge traten Schwellungen, Rötungen und Ulzerationen im Behandlungsgebiet auf, die 2 Monate nach Behandlungsende wieder vollständig verheilt waren. Innerhalb einer Nachbeobachtungszeit von 2 Jahren wurde klinisch kein Rezidiv beobachtet (Gyurova et al. 2006).

Sämtliche dieser Therapieansätze bedürfen jedoch einer weiteren Untersuchung. Zu einem Einsatz von Diclofenac beim Basalzellkarzinom, welches in einer 3 %-Konzentration in Hyaluronsäure-Gel in Deutschland zur Behandlung aktinischer Keratosen zugelassen ist, finden sich in der Literatur bisher keine Studien.

Literatur

Aftergut K, Curry M, Cohen J. Candida antigen in the treatment of basal cell carcinoma. Dermatol Surg 2005; 31: 16-18

Alpsoy E, Yilmaz E, Basaran E, Yazar S. Comparison of the effects of intralesional interferon alfa-2a, 2b and the combination of 2a and 2b in the treatment of basal cell carcinoma. J Dermatol 1996;23:394-6.

Bianchi L, Orlandi A, Campione E, Angeloni C, Costanzo A, Spagnoli LG, Chimenti S. Topical treatment of basal cell carcinoma with tazarotene: A clinicopathological study on a large series of cases. Br J Dermatol 2004; 151: 148-156

Brown VL, Atkins CL, Ghali L, Cerio R, Harwood CA, Proby CM. Safety and efficacy of 5% imiquimod cream for the treatment of skin dysplasia in high-risk renal transplant recipients: randomized, double-blind, placebo-controlled trial. Arch Dermatol. 2005;141(8):985-93.

Buechner SA, Wernli M, Harr T, Hahn S, Itin P, Erb P. Regression of basal cell carcinoma by intralesional interferon-alpha treatment is mediated by CD95 (Apo-1/Fas)-CD95 ligand-induced suicide. J Clin Invest 1997; 100:2691-6.

Calista D. Topical 1% cidofovir for the treatment of basal cell carcinoma. Eur J Dermatol. 2002 132(6):562-4

Challacombe JM, Suhrbier A, Parsons PG, Jones B, Hampson P, Kavanagh D, Rainger GE, Morris M, Lord JM, Le TT, Hoang-Le D, Ogbourne SM. Neutrophils are a key component of the antitumor efficacy of topical chemotherapy with ingenol-3-angelate. J Immunol. 2006 Dec 1;177(11):8123-32.

Cham BE, Daunter B, Evans RA. Topical treatment of malignant and premalignant skin lesions by very low concentrations of a standard mixture (BEC) of solasodine glycosides. Cancer Lett. 1991;59(3):183-92.

Cham BE, Meares HM. Glycoalkaloids from Solanum sodomaeum are effective in the treatment of skin cancers in man. Cancer Lett. 1987;36(2):111-8.

Chimenti S, Peris K, Di Cristofaro S, Fargnoli MC, Torlone G. Use of recombinant interferon alfa-2b in the treatment of basal cell carcinoma. Dermatology 1995; 190:214-7.

Cornell RC, Greenway HT, Tucker SB, et al. Intralesional interferon therapy for basal cell carcinoma. J Am Acad Dermatol 1990;23:694-700.

Cozzi SJ, Ogbourne SM, James C, Rebel HG, de Gruijl FR, Ferguson B, Gardner J, Lee TT, Larcher T, Suhrbier A. Ingenol mebutate field-directed treatment of UVBdamaged skin reduces lesion formation and removes mutant p53 patches. J Invest Dermatol. 2012;132(4): 1263-71.

Edwards L, Whiting D, Rogers D, Luck K, Smiles KA. The effect of intralesional interferon gamma on basal cell carcinomas. J Am Acad Dermatol. 1990;22(3):496-500.

Ferreres JR, Macaya A, Jucglà A, Muniesa C, Prats C, Peyrí J. Hundreds of basal cell carcinomas in a Gorlin-Goltz syndrome patient cured with imiquimod 5% cream. J Eur Acad Dermatol Venereol. 2006;20(7):877-8.

Gaspari AA, Sauder DN. Immunotherapy of basal cell carcinoma: evolving approaches. Dermatol Surg. 2003; 29(10):1027-34.

Geisse J, Caro I, Lindholm J, Golitz L, Stampone P, Owens M. Imiquimod 5% cream for the treatment of superficial basal cell carcinoma: results from two phase III, randomized, vehicle-controlled studies. J Am Acad Dermatol. 2004;50(5):722-33.

Geisse JK, Rich P, Pandya A, Gross K, Andres K, Ginkel A, Owens M. Imiquimod 5% cream for the treatment of superficial basal cell carcinoma: a double-blind, randomized, vehicle-controlled study. J Am Acad Dermatol. 2002;47(3):390-8.

Giannotti B, Vanzi L, Difonzo EM, Pimpinelli N. The treatment of basal cell carcinomas in a patient with xeroderma pigmentosum with a combination of imiquimod 5% cream and oral acitretin. Clin Exp Dermatol. 2003;28 Suppl 1:33-5.

Gollnick H, Barona CG, Frank RG, Ruzicka T, Megahed M, Maus J, Munzel U. Recurrence rate of superficial basal cell carcinoma following treatment with imiquimod 5 % cream: conclusion of a 5-year long-term follow-up study in Europe. Eur J Dermatol. 2008;18(6):677-82.

Greenway HT, Cornell RC, Tanner DJ, Peets E, Bordin GM, NagiC. Treatment of basal cell carcinoma with intralesional interferon. J Am Acad Dermatol 1986;15:437-43.

Gross K, Kircik L, Kricorian G. 5% 5-Fluorouracil cream for the treatment of small superficial basal cell carcinoma: efficacy, tolerability, cosmetic outcome,and patient satisfaction. Dermatol Surg. 2007;33(4):433-9

Gyurova MS, Stancheva MZ, Arnaudova MN, Ynkova RK. Intralesional bleomycin as alternative therapy in the treatment of multiple basal cell carcinomas. Dermatol Online J. 2006;12(3):25.

Hemmi H, Kaisho T, Takeuchi O, Sato S, Sanjo H, Hoshino K, Horiuchi T, Tomizawa H, Takeda K, Akira S. Small anti-viral compounds activate immune cells via the TLR7 MyD88-dependent signaling pathway. Nat Immunol. 2002;3(2):196-200.

Holtermann OA, Papermaster B, Rosner D, Milgrom H, Klein E. Regression of cutaneous neoplasms following delayed-type hypersensitivity challenge reactions to microbial antigens or lymphokines. J Med 1975;6:157-68.

Ikić D, Padovan I, Pipić N, Knezević M, Djaković N, Rode B, Kosutić I, Belicza M. Basal cell carcinoma treated with interferon. Int J Dermatol. 1991;30(10):734-7.

Ikić D, Padovan I, Pipić N, Knezević M, Djaković N, Rode B, Kosutić I, Belicza M, Cajkovac V. Interferon therapy for basal cell carcinoma and squamous cell carcinoma. Int J Clin Pharmacol Ther Toxicol. 1991;29(9):342-6.

Jurk M, Heil F, Vollmer J, Schetter C, Krieg AM, Wagner H, Lipford G, Bauer S.Human TLR7 or TLR8 independently confer responsiveness to the antiviral compound R-848. Nat Immunol. 2002;3(6):499.

Kagy MK, Amonette R. The use of imiquimod 5% cream for the treatment of superficial basal cell carcinomas in a basal cell nevus syndrome patient. Dermatol Surg. 2000; 26(6):577-8; discussion 578-9.

Kaplan B, Moy RL. Effect of perilesional injections of PEG-interleukin-2 on basal cell carcinoma. Dermatol Surg. 2000;26(11):1037-40.

Kirby JS, Miller CJ. Intralesional chemotherapy for nonmelanoma skin cancer: a practical review. J Am Acad Dermatol. 2010;63(4):689-702.

Klein E, Holtermann O, Milgrom H, Case RW, Klein D, Rosner D, Djerassi I. Immunotherapy for accessible tumors utilizing delayed hypersensitivity reactions and separated components of the immune system. Med Clin North Am. 1976;60(3):389-418.

Klein E. Immunotherapeutic approaches to skin cancer. Hosp Pract. 1976;11(11):107-16.

Kowalzick L, Rogozinski T, Wimheuer R, Pilz J, Manske U, Scholz A, Fierlbeck G, Mohr P, Ochsendorf F, Wagner G, Gaus W, Brzoska J, Jablonska S. Intralesional recombinant interferon beta-1a in the treatment of basal cell carcinoma: results of an open-label multicentre study. Eur J Dermatol. 2002;12(6):558-61.

Lebwohl M, Swanson N, Anderson LL, Melgaard A, Xu Z, Berman B. Ingenol mebutate gel for actinic keratosis. N Engl J Med. 2012;366(11):1010-9.

Longley DB, Harkin DP, Johnston PG. 5-fluorouracil: mechanisms of action and clinical strategies. Nat Rev Cancer. 2003;3(5):330-8.

Love WE, Bernhard JD, Bordeaux JS. Topical imiquimod or fluorouracil therapy for basal and squamous cell carcinoma: a systematic review. Arch Dermatol. 2009; 145(12):1431-8.

Malhotra AK, Gupta S, Khaitan BK, Verma KK. Multiple basal cell carcinomas in xeroderma pigmentosum treated with imiquimod 5 % cream. Pediatr Dermatol. 2008; 25(4):488-91.

Mayerhausen W, Remy W. Testing of cellular immune reactivity in melanoma patients with diphenylcyclopropenone in comparison to dinitrochlorobenzol. Hautarzt. 1987;38(8):449-52.

Micali G, De Pasquale R, Caltabiano R, Impallomeni R, Lacarrubba F. Topical imiquimod treatment of superficial and nodular basal cell carcinomas in patients affected by basal cell nevus syndrome: a preliminary report. J Dermatolog Treat. 2002;13(3):123-7.

Micali G, Lacarrubba F, Nasca MR, De Pasquale R. The use of imiquimod 5 % cream for the treatment of basal cell carcinoma as observed in Gorlin's syndrome. Clin Exp Dermatol. 2003;28 Suppl 1:19-23.

Nagore E, Sevila A, Sanmartin O, Botella-Estrada R, Requena C, Serra-Guillen C, Sanchez-Pedreño P, Guillen C. Excellent response of basal cell carcinomas and pigmentary changes in xeroderma pigmentosum to imiquimod 5 % cream. Br J Dermatol. 2003;149(4):858-61.

Odashima M, Bamias G, Rivera-Nieves J, Linden J, Nast CC, Moskaluk CA, Marini M, Sugawara K, Kozaiwa K, Otaka M, Watanabe S, Cominelli F. Activation of A2A adenosine receptor attenuates intestinal inflammation in animal models of inflammatory bowel disease. Gastroenterology. 2005;129(1):26-33.

Peris K, Fargnoli MC, Chimenti S. Preliminary observations on the use of topical tazarotene to treat basal-cell carcinoma. N Engl J Med 1999; 341: 1767-8.

Punjabi S, Cook LJ, Kersey P, Marks R, Cerio R. Solasodine glycoalkaloids: a novel topical therapy for basal cell carcinoma. A double-blind, randomized, placebo-controlled, parallel group, multicenter study. Int J Dermatol. 2008;47(1):78-82.

Quist SR, Franke I, Helmdach M, Kraus C, Reis A, Froster UG, Fehsecke D, Gollnick HP, Bonnekoh B. Complete basal cell carcinoma remission with imiquimod in a patient with nevoid basal cell carcinoma syndrome and associated basal cell carcinoma of the scalp and invasive ductal breast cancer. J Am Acad Dermatol. 2011;64(3):611-3.

Ramsay JR, Suhrbier A, Aylward JH, Ogbourne S, Cozzi SJ, Poulsen MG, Baumann KC; Welburn P, Redlich GL, Parsons PG. The sap from Euphorbia peplus is effective against human nonmelanoma skin cancers. Br J Dermatol. 2011;164(3):633-6.

Reymann F. Treatment of basal cell carcinoma of the skin with 5-fluorouracil ointment. A 10-year follow-up study. Dermatologica. 1979;158(5):368-72.

Romagosa R, Saap L, Givens M, Salvarrey A, He JL, Hsia SL, Taylor JR. A pilot study to evaluate the treatment of basal cell carcinoma with 5-fluorouracil using phosphatidyl choline as a transepidermal carrier. Dermatol Surg. 2000;26(4):338-40.

Roseeuw D. The treatment of basal skin carcinomas in two sisters with xeroderma pigmentosum. Clin Exp Dermatol. 2003;28 Suppl 1:30-2

Rosen RH, Gupta AK, Tyring SK. Dual mechanism of action of ingenol mebutate gel for topical treatment of actinic keratoses: rapid lesion necrosis followed by lesion-specific immune response. J Am Acad Dermatol. 2012;66(3):486-93.

Schön M, Bong AB, Drewniok C, Herz J, Geilen CC, Reifenberger J, Benninghoff B, Slade HB, Gollnick H, Schön MP. Tumor-selective induction of apoptosis and the small-molecule immune response modifier imiquimod. J Natl Cancer Inst. 2003;95(15):1138-49.

Schön MP, Schön M, Klotz KN. The small antitumoral immune response modifier imiquimod interacts with adenosine receptor signaling in a TLR7- and TLR8-independent fashion. J Invest Dermatol. 2006;126(6):1338-47

Schön MP, Schön M. Imiquimod: mode of action. Br J Dermatol. 2007;157 Suppl 2:8-13.

Schulze HJ, Cribier B, Requena L, Reifenberger J, Ferrándiz C, Garcia Diez A, Tebbs V, McRae S. Imiquimod 5% cream for the treatment of superficial basal cell carcinoma: results from a randomized vehicle-controlled phase III study in Europe. Br J Dermatol. 2005;152(5):939-47.

Sharquie KE, Al-Nuaimy AA, Al-Shimary FA. New intralesional therapy for basal cell carcinoma by 2 % zinc sulphate solution. Saudi Med J 2005; 26: 359-361

Shumack S, Robinson J, Kossard S, Golitz L, Greenway H, Schroeter A, Andres K, Amies M, Owens M. Efficacy of topical 5% imiquimod cream for the treatment of nodular basal cell carcinoma: comparison of dosing regimens. Arch Dermatol. 2002;138(9):1165-71.

Siller G, Gebauer K, Welburn P, Katsamas J, Ogbourne SM. PEP005 (ingenol mebutate) gel, a novel agent for the treatment of actinic keratosis: results of a randomized, double-blind, vehicle-controlled, multicentre, phase IIa study. Australas J Dermatol. 2009;50(1):16-22.

Siller G, Rosen R, Freeman M, Welburn P, Katsamas J, Ogbourne SM. PEP005 (ingenol mebutate) gel for the topical treatment of superficial basal cell carcinoma: results of a randomized phase IIa trial. Australas J Dermatol. 2010;51(2):99-105

Stahlhut M, Bertelsen M, Hoyer-Hansen M, Svendsen N, Eriksson AH, Lord JM, Scheel-Toellner D, Young SP, Zibert JR. Ingenol mebutate: induced cell death patterns in normal and cancer epithelial cells. J Drugs Dermatol. 2012;11(10):1181-92.

Stockfleth E, Ulrich C, Hauschild A, Lischner S, Meyer T, Christophers E. Successful treatment of basal cell carcinomas in a nevoid basal cell carcinoma syndrome with topical 5 % imiquimod. Eur J Dermatol. 2002;12(6):569-72.

Tank B, Habets JM, Naafs B, Damsma O, Stolz E, van Joost T. Intralesional treatment of basal cell carcinoma with low-dose recombinant interferon gamma. J Am Acad Dermatol. 1989;21(4 Pt 1):734-5.

Terheyden P, Kortüm AK, Schulze HJ, Durani B, Remling R, Mauch C, Junghans V, Schadendorf D, Beiteke U, Jünger M, Becker JC, Bröcker EB. Chemoimmunotherapy for cutaneous melanoma with dacarbazine and epifocal contact sensitizers: results of a nationwide survey of the German Dermatologic Co-operative Oncology Group. J Cancer Res Clin Oncol. 2007;133(7):437-44.

Thoms KM, Kuschal C, Emmert S. Lessons learned from DNA repair defective syndromes. Exp Dermatol. 2007; 16(6):532-44.

Vereecken P, Monsieur E, Petein M, Heenen M. Topical application of imiquimod for the treatment of high-risk facial basal cell carcinoma in Gorlin syndrome. J Dermatolog Treat. 2004;15(2):120-1.

Vidal D, Alomar A. Efficacy of imiquimod 5% cream for basal cell carcinoma in transplant patients. Clin Exp Dermatol. 2004;29(3):237-9.

Vidal D, Matías-Guiu X, Alomar A. Fifty-five basal cell carcinomas treated with topical imiquimod: outcome at 5-year follow-up. Arch Dermatol. 2007;143(2):266-8.

Vidal D, Matías-Guiu X, Alomar A. Open study of the efficacy and mechanism of action of topical imiquimod in basal cell carcinoma. Clin Exp Dermatol. 2004;29(5): 518-25.

Weedon D, Chick J. Home treatment of basal cell carcinoma. Med J Aust. 1976;1(24):928.

Weisberg NK, Varghese M. Therapeutic response of a brother and sister with xeroderma pigmentosum to imiquimod 5% cream. Dermatol Surg. 2002;28(6):518-23.

Zabawski EJ Jr, Cockerell CJ. Topical and intralesional cidofovir: a review of pharmacology and therapeutic effects. J Am Acad Dermatol. 1998;39(5 Pt 1):741-5.

4. Photodynamische Therapie

Der Begriff "Photodynamische Reaktion" wurde vor ca. 100 Jahren durch Hermann von Tappeiner, Direktor des Instituts für Pharmakologie an der Universität München, geprägt, als er eine Sauerstoff-abhängige Gewebsreaktion nach Photosensibilisierung und Beleuchtung mit Licht beschrieb (Raab 1900, Szeimies et al. 2001a). Diese Entdeckung veranlasste von Tappeiner in Kooperation mit dem Dermatologen Jesionek Patienten, die an Lupus vulgaris, sekundärer Syphilis sowie oberflächlichem Hautkrebs litten, mittels topisch aufgetragener Eosin-Lösung (1-5 %) und konsekutiver Lichtapplikation zu behandeln. Heute wissen wir, dass eine Photodynamische Therapie (PDT) das simultane Vorhandensein eines Photosensibilisators, Licht und Sauerstoff im erkrankten Gewebe voraussetzt.

4.1. Photosensibilisatoren

Aufgrund der guten Zugänglichkeit werden bei dermatologischen Indikationen topische Photosensibilisatoren bevorzugt, da die systemisch applizierbaren Photosensibilisatoren (Hämatoporphyrin-Derivat (HPD) wie Porfimer-Na (Photofrin, Axcam Pharma, Birmingham, Alabama, USA)) eine deutlich verlängerte Lichtempfindlichkeit aufgrund der Akkumulation in der Haut des Patienten bewirken (Marmur et al. 2004). Somit war die Nutzung des Protoporphyrin IX (PpIX) induzierenden Präkursoren 5-Aminolävulinsäure (ALA) durch Kennedy und Mitarbeiter (Schweitzer et al. 2001) im Jahr 1990 ein entscheidender Schritt für die breite Anwendung der PDT in der Dermatologie. ALA ist in der Lage, das Stratum corneum und die Epidermis aufgrund des niedrigen molekularen Gewichtes zu penetrieren (Szeimies et al. 2001). Eine Alternative zur Verwendung von ALA ist die Verwendung ihres Methylesters, Methyl-5-Amino-4-Oxopentanoat (MAL). Dieses Molekül akkumuliert noch selektiver in neoplastischem Gewebe und scheint auch noch schneller und tiefer zu penetrieren, was kürzere Inkubationszeiten erlaubt (MAL etwa 3 Stunden, ALA 4-6 Stunden) (Juzeniene et al. 2002). Die Applikation des Photosensibilisators führt aufgrund der präferenziellen intrazellulären Akkumulation in den erkrankten Zellen des Behandlungsareals und aufgrund der Metabolisierung im Rahmen der Häm-Biosynthese zu einer selektiven Anreicherung photosensibilisierender Porphyrine in den zu behandelnden Zellen (Szeimies et al. 2001a, Szeimies et al. 2001b). Zahlreiche galenische Formulierungen mit ALA oder MAL haben mittlerweile weltweit die Zulassung für die Behandlung epithelialer Hauttumoren oder ihrer Vorläufer erhalten (Braathen et al. 2001, Dragieva et al. 2004a, Dragieva et al. 2004b, Morton et al. 2004). Wichtig ist das okklusive, lichtdichte Verbinden des Behandlungsareals, ein vielfach sehr aufwändiges Procedere. Vereinfachend ist hier die Verwendung neuer, inzwischen für die Behandlung aktinischer Keratosen zugelassener ALA-Zubereitungen, die die Freisetzung von ALA aus einer Pflastermatrix (Alacare®, Spirig Pharma AG, Egerkingen, Schweiz) ermöglichen (Hauschild et al. 2009).

Meso-Tetrahydroxyphenylchlorin oder Benzoporphyrin-Derivat Monoacid A Ring (Verteporfin) sind andere Photosensibilisatoren, die in den vergangenen Jahren zur systemischen PDT von Basalzellkarzinomen oder dem Morbus Bowen verwendet wurden (Baas et al. 2011, Lui et al. 2004). Im Gegensatz zu HPD, zeigen diese Photosensibilisatoren der zweiten Generation aufgrund der kürzeren Halbwertszeit nur eine geringe kutane Phototoxizität. Beide Präparate sind mittlerweile für die Behandlung von Kopf- und Halstumoren oder der altersabhängigen Makula-Degeneration zugelassen, allerdings ist bislang unklar, ob eine Zulassung für dermatologische Indikationen angestrebt wird.

4.2. Lichtquellen

Zur Aktivierung der photosensibilisierenden Porphyrine in den Tumorzellen ist die Beleuchtung mit Licht einer geeigneten Wellenlänge erforderlich. Porphyrine oder verwandte Photosensibilisatoren mit einem Tetrapyrrol-Ring weisen ein Absorptionsspektrum mit dem Maximum bei etwa 405 nm auf, der sogenannten "Soret-Bande". Daneben existieren zahlreiche sogenannte "Q-Banden", die letzte der vier Q-Banden weist dabei ein Absorptionsmaximum bei 635 nm auf. Obwohl dieser Absorptionspeak deutlich kleiner ist als der bei 405 nm, wird diese Wellenlänge bevorzugt zur Beleuchtung bei der PDT verwendet, weil Licht im roten Spektrum eine höhere Eindringtiefe aufweist (Brown 2003, Szeimies et al. 1995). Darüber hinaus können auch Weißlichtquellen oder grünes Licht für die PDT eingesetzt werden. Allerdings konnte in vergleichenden Studien gezeigt werden, dass Licht kürzerer Wellenlängen weniger effektiv in der Behandlung des Morbus Bowen, bei theoretisch äquivalenten Dosen, ist; deshalb wird für die Behandlung von Hauttumoren ausschließlich rotes Licht empfohlen (Morton et al. 2000, Morton et al. 2002). Nicht-melanozytärer Hautkrebs bis zu einer Dicke von 2-3 mm kann mit rotem Licht behandelt werden, dickere Läsionen benötigen Mehrfachbehandlungen und eine Entfernung exophytischer Tumoranteile (Debulking) vor Durchführung der PDT (Haller et al. 2000, Soler et al. 2001, Thissen et al. 2000).

Für die Beleuchtung bei der PDT wurden bislang Laser oder inkohärente Lichtquellen verwendet (Juzeniene et al. 2004, Karrer et al. 1999, Szeimies et al. 1994); gepulstes Laserlicht, welches eine der Q-Banden z.B. bei 585 nm trifft, wurde ebenfalls mit recht guten Ergebnissen im Vergleich zu einer inkohärenten Lichtquelle in der Behandlung von AK eingesetzt (Karrer et al. 1999). Der Vorteil der Lasersysteme im Vergleich zu den inkohärenten Lichtquellen ist die kurze Zeitexposition, die sowohl die Dauer der Behandlung als auch das Schmerzempfinden des Patienten positiv beeinflusst. Auch der Einsatz des langgepulsten Farbstofflasers bei 595 nm scheint effektiv in der Behandlung der gleichen Indikation zu sein, obwohl diese Laserwellenlänge nicht ideal das Absorptionsmaximum der Porphyrine trifft (Alexiades-Armenakas et Geronemus 2003).

Im Gegensatz dazu weisen inkohärente Lichtquellen eine grundlegend andere Beleuchtungscharakteristik im Vergleich zu Lasersystemen auf. Da Kohärenz sich innerhalb eines Millimeters nach Penetration in das Gewebe verliert, ist diese Eigenschaft für die Durchführung einer PDT nicht erforderlich (Szeimies et al. 1994). Babilas et al. (Babilas et al. 2006) verglichen die Effektivität einer Gasentladungslampe mit einem LED-System *in vitro* und *in vivo*. Humane epidermale Keratinozyten wurden für 24 Stunden mit ALA (100, 200, 300, 400 oder 500 µmol/l) inkubiert und anschließend entweder mit einer inkohärenten Halogenlampe (λ_{em} = 580-700 nm, 24 J/cm², 40 mW/cm²)

oder einem LED-System (λ_{em} = 633 ± 3 nm; 3, 6, 12 oder 24 J/cm², 40 mW/cm²) bestrahlt. Für die *in vivo* Experimente führten die Autoren eine topische PDT mit ALA an 40 Patienten mit aktinischen Keratosen (n=584) durch. Die Patienten wiesen dabei eine symmetrische Verteilung ihrer aktinischen Keratosen auf, die sie für die Durchführung eines Halbseitenversuchs qualifizierte. Nach Inkubation mit ALA (20 % in Creme-Grundlage) erfolgte die Beleuchtung mit der inkohärenten Lampe (160 mW/cm², 100 J/cm²) auf der einen Seite sowie dem LED-System (80 mW/cm², 40 J/cm²) auf der anderen Seite, gefolgt von einer Reevaluation des Befundes bis 6 Monate nach Behandlung. Die Autoren berichteten über keine signifikanten Unterschiede zwischen dem LED-System und der inkohärenten Lichtquelle in Bezug auf Phototoxizität in den *in vitro* Experimenten. In der Untersuchung am Patienten zeigte sich ebenfalls nach 6 Wochen (p=0,95), nach 3 Monaten (p=0,75) und 6 Monaten (p=0,61) nach PDT kein Unterschied in der kompletten Remissionsrate. 6 Wochen nach Therapiebeendigung lagen die Remissionsraten für das LED-System bei 84,3 % und 82,8 % für die inkohärente Lampe. Insofern waren die Autoren in der Lage, die Effektivität eines LED-Systems für die ALA-PDT sowohl *in vitro* als auch *in vivo* zu belegen. Bei Verwendung des LED-Systems waren bereits niedrige Lichtdosen ausreichend, da diese Lichtquellen nur in einem schmalen Wellenlängenspektrum Licht emittieren, was das Absorptionsspektrum der Porphyrine deckungsgleich trifft. Wellenlängen, die für die phototoxischen Reaktionen unnötig waren und nur für Hitzeeffekte verantwortlich sind, konnten so vermieden werden.

Auch hochenergetische Blitzlampen (IPL) sind inkohärente Lichtquellen, die zur Durchführung der PDT geeignet sind. Das Emissionsspektrum der IPL-Geräte liegt zwischen 500-1300 nm. Mit Hilfe von austauschbaren Kantenfiltern können diese Systeme einfach an die gewünschten Emissionswellenlängen adaptiert werden, was ihre Vielseitigkeit unterstreicht. In einer weiteren Studie untersuchten Babilas et al. die Schmerzhaftigkeit und Effektivität einer IPL in einer prospektiven, randomisierten, kontrollierten, Split-Fac- Studie (Babilas et al. 2007). Zu diesem Zweck wurden 25 Patienten mit aktinischen Keratosen (n=238) mit topischer MAL-PDT behandelt, die Patienten waren für einen Halbseitenversuch geeignet. Nach Inkubation mit MAL wurde eine Beleuchtung mit einer LED (50 mW/cm², 37 J/cm²) versus IPL (80 J/cm², 610-950 nm Filterhandstück) beleuchtet. Die Re-Evaluierung erfolgte bis zu 3 Monate nach Behandlung. Es zeigte sich ein deutlich niedrigeres Schmerzniveau während und nach der Behandlung mit der IPL [t (df = 24) = 4,42; p<0,001]. Hinsichtlich Infiltration und Keratose-Scores der aktinischen Keratosen zeigte sich 3 Monate nach Behandlung kein statistisch signifikanter Unterschied zwischen beiden Systemen (0,86 ± 0,71 [LED-System] versus 1,05 ± 0,74 [IPL-System]). Die Autoren schlossen daraus, dass eine IPL für den Einsatz bei der MAL-PDT als effiziente Alternative in der Behandlung von aktinischen Keratosen eingesetzt werden kann, bei deutlich erniedrigter Schmerzhaftigkeit.

Zum gegenwärtigen Zeitpunkt ist der Goldstandard in der topischen PDT die Verwendung von inkohärenten Lichtquellen. Hierzu kommen entweder Lampen (beispielsweise die PDT 1200L, Waldmann Medizintechnik) oder LEDs (Aktilite, Galderma, Frankreich; Omnilux PDT, Phototherapeutics, UK) zum Einsatz, da diese Systeme die Absorptionsmaxima von ALA- oder MAL-induzierten Porphyrinen treffen und die gleichzeitige Beleuchtung größerer Flächen ermöglichen (Brown 2003, Clark et al. 2003, Morton et al. 2000, Varma et al. 2001, Yang et al. 2003). Für die Gewebszerstörung während der Behandlung von epithelialen Tumoren wird gewöhnlicherweise eine Lichtdosis – bei Verwendung eines Lampensystems mit breitem Emissionsspektrum (580-700 nm) – von 100-150 J/cm² (100-200 mW/cm²) verwendet. Für die schmäleren Emissionsspektren der LED-Systeme (Bandbreite etwa 30 nm) liegen die Werte deutlich darunter (37-50 J/cm²). Insgesamt sollte die Lichtintensität nicht über 200 mW/cm² liegen, um hypertherme Effekte zu vermeiden (Brown 2003, Clark et al. 2003). Während der Beleuchtung sollten sowohl der Patient als auch das Behandlungspersonal entsprechenden Augenschutz tragen, um das Risiko einer Augenschädigung zu minimieren (Morton 2003).

4.3. Wirkungsmechanismus

Licht der geeigneten Wellenlänge aktiviert den Photosensibilisator, wodurch es unter der Anwesenheit von Sauerstoff zur Bildung reaktiver Sauerstoffspezies (ROS), allen voran Singulett-Sauerstoff, kommt. Bei der Behandlung von onkologischen Krankheitsbildern werden Lichtdosierungen verwendet, die ROS in einer Menge und Lokalisation produzieren, welche einen Zelltod durch Nekrose oder Apoptose induzieren (Szeimies et al. 2001b, Morton et al. 2004, Zeitouni et al. 2003). Durch eine präferentielle Umwandlung und Anreicherung des Photosensibilisators in den Tumorzellen epithelialen Ursprungs ist der Gewebeschaden relativ beschränkt auf die sensibilisierten Zellen, Zellen mesenchymalen Ursprungs wie Fibroblasten sowie das tumorumgebende Gewebe werden verschont mit der Folge eines exzellenten ästhetischen Ergebnisses (Morton et al. 2002). In einer kürzlich veröffentlichten Studie konnte gezeigt werden, dass selbst eine topische Langzeit-Applikation von ALA und nachfolgender Beleuchtung mit blauem Licht in einem haarlosen Mausmodell keine Hauttumoren induzierte (Bissonette et al. 2004). Stender und Kollegen (Stender et al. 1997) konnten ebenfalls eine Verzögerung in der UV-induzierten Karzinogenese in Mäusen nach wiederholter Behandlung mit ALA-PDT zeigen.

4.4. Praktische Aspekte der topischen photodynamischen Therapie

Die PDT des Basalzellkarzinoms beginnt mit einer zweifelsfreien Diagnostik, ggfs. mittels Probebiopsie und histologischer Sicherung. Für die Behandlung des Basalzellkarzinoms ist einzig MAL (Metvix®, Galderma) zugelassen, wobei sich die Zulassung auf die Behandlung oberflächlicher und/oder nodulärer Basalzellkarzinome beschränkt, für deren Behandlung andere verfügbare Therapieoptionen aufgrund der möglichen Morbidität im Zusammenhang mit der Behandlung und des schlechteren kosmetischen Ergebnisses nicht geeignet scheinen, wie etwa Läsionen im mittleren Gesichtsbereich oder an den Ohren, Läsionen auf schwer sonnengeschädigter Haut, bei großflächigen Läsionen oder rezidivierenden Läsionen. Sollten die Tumormassen eine vertikale Ausdehnung von 3 mm übersteigen, müssen die exophytischen Anteile abgetragen werden (Debulking). Falls erforderlich wird nach dem Debulking eine Blutstillung mittels Kompression realisiert. Sodann wird der Photosensibilisator aufgetragen (die Läsionsgrenze um 1 cm überlappend). Die Inkubationszeit von 3 Stunden sollte ohne körperliche Ertüchtigung und vor Kälte geschützt verbracht werden. Die Beleuchtung erfolgt mit einer Rotlichtquelle unter Nutzung der jeweils für den Lampentyp beschriebenen photophysikalischen Parameter. Nach einer Woche sollte die PDT wiederholt werden.

Die häufigsten Nebenwirkungen der PDT sind Schmerzen und brennende Sensationen. Diese sind bei der Behandlung von Basalzellkarzinomen grundsätzlich deutlich geringer ausgeprägt als bei der Therapie aktinischer Keratosen, insbesondere bei Feldkanzerisierung, und sind auf die Zeitdauer der Beleuchtung und einige Stunden danach beschränkt (Morton et al. 2002). Die Verwendung von Analgetika ist meist nicht nötig (Touma et al. 2004). Eine positive Beeinflussung der Schmerzperzeption gelingt auch durch kontinuierliche Anwendung kalter Luft (z.B. mit dem Kühlsystem Cryo 6 Derma, Zimmer Medizintechnik, Neu-Ulm). Die Anwendung topischer Analgetika wie die eutektische Mischung aus Lidocain/Prilocain (EMLA®) vor der Beleuchtung wird nicht empfohlen, da der hohe pH zu einer chemischen Inaktivierung des Photosensibilisators führt. Zusätzlich induziert die topische Applikation von EMLA® eine lokale Vasokonstriktion, die den pO_2-abhängigen Effekt der PDT abschwächt (Holmes et al. 2004). Andere häufige Nebenwirkungen sind Ödeme und Erytheme (89 %), welche etwa für 4 bis 7 Tage bestehen und von den Patienten in der Regel nicht als besonders beeinträchtigend bewertet werden. Etwa 5 Tage nach Behandlung kommt es zum Auftreten einer trockenen Nekrose, die sich scharf auf die ursprünglich tumortragenden Areale beschränkt. Nach etwa 10 bis 21 Tagen lösen sich diese Krusten und eine komplette Reepithelisierung in nahezu allen Fällen wird beobachtet. In dieser Phase berichten die Patienten in der Regel nur über leichte Beschwerden wie Hauttrockenheit.

Da die Photosensibilisierung auf Zellen epithelialen Ursprungs beschränkt ist und keine Fibroblasten oder dermale Fasern sensibilisiert werden, kommt es nach PDT gewöhnlich nicht zu Narbenbildung oder Ulzeration (Szeimies et al. 2001b, Soler et al. 2001, Morton et al. 2002). Pigmentverschiebungen sind ebenfalls eher selten und wenn, nur von vorübergehender Dauer. Bisher wurde keine irreversible Alopezie bei Patienten beobachtet, allerdings sollte aufgrund der begleitenden Sensibilisierung des Haar-Talgdrüsenapparates hierüber aufgeklärt werden, wenn haartragende Areale behandelt werden (Szeimies et al. 2001b, Morton et al. 2002). Hinsichtlich Kontraindikationen zur Durchführung der PDT sind lediglich Patienten mit bekannter Porphyrie oder allergischer Reaktion auf aktive Inhaltsstoffe der verwendeten Sensibilisatoren zu nennen. Die PDT kann beliebig oft wiederholt werden, und sie ist ebenfalls in Arealen durchführbar, die zuvor mittels ionisierender Strahlen behandelt wurden (Guillen et al. 2000).

4.5. Studienlage zur Therapie des Basalzellkarzinoms

Noduläre wie auch superfizielle Basalzellkarzinome sind seit 2002 zugelassene Indikationen für MAL. In den letzten Jahren wurden mehrere Studien zur Behandlung von Basalzellkarzinomen mit ALA/MAL-PDT durchgeführt (Marmur et al. 2004, Szeimies et al. 2001b, Soler et al. 2001, Thissen et al. 2000, Horn et al. 2003, Morton et al. 2001, Rhodes et al. 2004, Wang et al. 2001). In 12 Studien wurden 826 oberflächliche und 208 noduläre Basalzellkarzinome untersucht; bei Nachbeobachtungszeiträumen zwischen 3 und 36 Monaten betrugen die gewichteten kompletten Abheilungsraten durchschnittlich 87 % bzw. 53 % (Marmur et al. 2004, Morton et al. 2002). Daten anderer Studien zeigten einen Durchschnitt von 87 % für oberflächliche und 71 % für noduläre Basalzellkarzinome (Zeitouni et al. 2003). Zur Verbesserung der schlechten Ergebnisse der PDT bei dickeren Basalzellkarzinomen behandelten Thissen et al. (2000) 23 Patienten mit 24 nodulären Basalzellkarzinomen drei Wochen nach der Abtragung der Basalzellkarzinome einmalig mit ALA-PDT (inkohärentes rotes Licht; 100 mW cm^{-2}, 120 J cm^{-2}). Die früheren Tumorareale wurden 3 Monate später exzidiert und histopathologisch auf Tumorreste untersucht. 22 (92,0 %) der 24 nodulären Basalzellkarzinome zeigten sowohl klinisch als auch histologisch eine komplette Remission.

In einer offenen, randomisierten, kontrollierten, multizentrischen Studie verglichen Szeimies et al. (2008) bei 196 Patienten mit durchschnittlich 1,4 Basalzellkarzinomen pro Patient MAL-PDT (2 Behandlungen im Abstand von 7 Tagen, bei inkompletter Entfernung eine weitere Behandlung nach 3 Monaten) mit einfacher Exzision (bei Studienbeginn). Primäre Endpunkte waren Effektivität und ästhetisches Ergebnis über einen Zeitraum von 1 Jahr. Der durchschnittliche Rückgang der Basalzellkarzinome nach 3 Monaten betrug bei der Behandlung mit MAL-PDT 92 % im Vergleich zu 99 % nach Exzision; dieses Ergebnis bestätigte die Nicht-Unterlegenheits-Hypothese (95 % CI −12,1 bis −1,9). Nach 3 Monaten zeigten 92,2 % der mit MAL-PDT behandelten Basalzellkarzinome eine komplette Remission im Vergleich zu 99 % der exzidierten Läsionen. Nach 12 Monaten zeigten sich bei 9,3 % der mit MAL-PDT behandelten Basalzellkarzinome Rezidive, jedoch keine bei den exzidierten Läsionen. An allen Prüfzeitpunkten war das ästhetische Ergebnis der mit MAL-PDT behandelten Läsionen statistisch überlegen. Die Autoren berichteten, dass nach 12 Monaten 94 % der mit MAL-PDT behandelten Basalzellkarzinome im Vergleich zu 60 % der exzidierten Hautveränderungen ein sehr gutes oder gutes ästhetisches Ergebnis zeigten. Dieser Unterschied wurde von den Patienten bestätigt. Im Laufe der Zeit verbesserte sich der Anteil der sehr guten ästhetischen Ergebnisse bei den mit MAL-PDT behandelten Läsionen im Vergleich zu den exzidierten Basalzellkarzinomen (Szeimies et al. 2008).

Eine 2009 von Foley et al. publizierte Studie beleuchtete histologisches Ansprechen, Verträglichkeit und ästhetisches Ergebnis der MAL-PDT bei der Behandlung nodulärer BCC (≤5 mm Tumordicke). Hierzu wurden zwei doppelblinde, randomisierte, kontrollierte multizentrische Studien durchgeführt. Nach Debridement und Tumordebulking wurde randomisiert MAL (66 Patienten/75 Läsionen) oder nur die Cremegrundlage (65 Patienten/75 Läsionen) aufgetragen. Nach einer Inkubationszeit von 3 h erfolgte die Beleuchtung mit polychromatischem Rotlicht (75 J/cm^2, 570-670 nm). Diese Therapie wurde nach 7 Tagen wiederholt. Läsionen mit einem partiellen Ansprechen (≥50 % Regression des größeren Durchmessers, 21 %) nach 3 Monaten wurden erneut behandelt. Die behandelten Areale wurden nach 3 Monaten (bei fehlendem klinischen Ansprechen) oder 6 Monate nach der letzten Behandlung (klinisches Ansprechen) exzidiert und histologisch untersucht. Hierbei zeigte sich, dass ein komplettes Ansprechen in der PDT-Gruppe häufiger auftrat als in der Placebogruppe (73 % (55/75) vs. 27 % (20/75)). Die höchste Ansprechrate zeigte

sich im Gesicht (89 % komplettes Ansprechen). Das ästhetische Resultat war gut bis exzellent in 98 % der evaluierten Patienten mit vollständigem Ansprechen. Auf Basis dieser Daten stellten die Autoren den besonderen Wert der MAL-PDT zur non-invasiven Behandlung des nodulären BCC heraus (Foley et al. 2009).

Eine offene prospektive multizentrische Studie ohne Kontrollgruppe untersuchte Patienten mit superfiziellen und/oder nodulären Basalzellkarzinomen, bei denen mit konventioneller (operativer) Therapie das Risiko von Komplikationen oder eines schlechten ästhetischen Ergebnisses bestand. 94 Patienten wurden mit einem einzigen Zyklus MAL-PDT bestehend aus 2 Behandlungssitzungen im Abstand von 1 Woche behandelt. Beim Follow-up nach 3 Monaten wurden Patienten, die auf diese Behandlung nicht angesprochen hatten, erneut behandelt. Die klinische Remissionsrate nach 3 Monaten betrug 92 % für superfizielle und 87 % für noduläre Basalzellkarzinome. Die histologische Heilungsrate zu diesem Zeitpunkt betrug 85 % für superfizielle und 75 % für noduläre Basalzellkarzinome. Insgesamt betrug die Rezidivrate 24 Monate nach der Behandlung 18 % (Horn et al. 2003).

Soler et al. (2001) untersuchten die Langzeiteffekte von MAL-PDT bei 59 Patienten mit 350 Basalzellkarzinomen. Die nodulären Tumore wurden zunächst kürettiert; anschließend wurden alle Tumore entweder für 24 Stunden oder für 3 Stunden vor der Belichtung mit einer Breitband-Halogen-Lichtquelle (50-200 J cm^{-2}) mit MAL-PDT (160 mg/g) behandelt. Die Patienten wurden zwischen 2 und 4 Jahre nachbeobachtet (im Durchschnitt 35 Monate). Insgesamt betrug die Heilungsrate 79 %; bei den auf die Behandlung vollständig ansprechenden Läsionen wurde das ästhetische Ergebnis in 98 % als sehr gut oder gut beurteilt.

In einer prospektiven Phase III-Studie verglichen Wang et al. (2001) ALA-PDT und Kryochirurgie bei 88 oberflächlichen und nodulären Basalzellkarzinomen. Nur Patienten mit einer Läsion wurden in die Studie eingeschlossen. Eine 20 %ige ALA Wasser-in-Öl Emulsion wurde für sechs Stunden unter einem Okklusivverband aufgetragen und anschließend mit einem Laser mit 635 nm (80 mW/cm^2, 60 J/cm^2) behandelt. Im Behandlungsarm ‚Kryochirurgie' wurden Läsionen mit flüssigem Stickstoff in offener Spraytechnik behandelt und 2 Frost-Tau-Zyklen mit jeweils 25 bis 30 Sekunden durchgeführt. Die nach 3 Monaten entnommenen Stanzbiopsien zeigten eine Rezidivrate von 25 % im Behandlungsarm PDT und 15 % im Behandlungsarm Kryotherapie. Klinische Rezidivraten betrugen jedoch nur 5 % für ALA-PDT und 13 % für Kryochirurgie. Die Diskrepanz zwischen dem klinischen Bild einer behandelten Läsion und dem tatsächlichen histologischen Befund ist problematisch, weil die Rezidivierung verdeckt sein kann. Im Behandlungsarm PDT wurden bessere ästhetische Ergebnisse und kürzere Heildauern beobachtet. Lehmann beobachtete identische Remissionsraten für PDT und Kryotherapie (je 74 %) in einem Nachbeobachtungszeitraum von 60 Monaten (Lehmann 2007). Eine andere Studie zeigte 48 Monate nach der Behandlung von oberflächlichen Basalzellkarzinomen Rezidivraten von 22 % mit PDT und 19 % mit Kryotherapie (Basset-Seguin et al. 2008).

Auch wenn alle klinischen Studien die PDT als effektive Behandlung von Basalzellkarzinomen ausweisen, ergibt die initial von Moh entwickelte mikrographische Chirurgie generell höhere Heilungsraten. Aber auch eine Kombinationsbehandlung ist denkbar. Wie von Kuijpers et al. (2004) beschrieben, findet die MAL-PDT auch bei der adjuvanten Therapie in Kombination mit Moh's mikrographischer Chirurgie Anwendung. Bei 4 Patienten, die diese Therapie aufgrund der Größe ihrer Basalzellkarzinome erhielten, wurde zunächst der zentrale infiltrierende Tumoranteil exzidiert. Nach der Reepithelisierung wurden verbleibende oberflächliche Tumoranteile an den umgebenden Tumorrändern (2-5 cm) mit MAL-PDT behandelt. Dies führte zu einer kompletten Tumorremission mit sehr gutem klinischen und ästhetischen Ergebnis (Nachbeobachtungszeitraum bis zu 27 Monate) (Kuijpers et al. 2004).

Bei Beurteilung der generellen Studienlage sollte die relativ kurze Nachbeobachtungszeit der meisten Studien in Betracht gezogen werden. Daher ist die 2012 publizierte Studie von Christensen et al. zur PDT von primären und rezidivierenden BCCs aufgrund des 10-Jahres-Follow-up von besonderem Interesse. Es wurden 60 klinisch wie auch histopathologisch diagnostizierte BCCs (44 Patienten) mittels Curetage und anschließender PDT (1-

2 Therapiezyklen, Dimethylsulphoxid (DMSO)-augmentierte topische 5-ALA-PDT) behandelt und anschließend klinisch wie auch histopathologisch nachverfolgt. 75 % (95 % CI 64-87 %) aller Läsionen zeigten eine komplette Remission; 60 % nach einer und 87 % nach zwei Therapiezyklen. Die Ansprechrate war 78 % für primäre Läsionen; 63 % nach einem und 90 % nach zwei Zyklen. Das ästhetische Ergebnis wurde in 91-100 % der Fälle als gut oder exzellent bewertet. Therapieversager ergaben sich in 15 (25 %) der 60 Läsionen, wobei die klinischen Kontrollen 14 der 15 Therapieversager innerhalb der ersten 3 Jahre aufdeckten. Die Autoren identifizierten das männliche Geschlecht, Rezidivtumore und eine Einzelbehandlung als Risikofaktoren für ein Therapieversagen und bewerteten die PDT insgesamt als sichere und kosmetisch exzellente Behandlungsoption von Basalzellkarzinomen.

Bei überwiegend positiven Studiendaten zur PDT ist abschließend zu betonen, dass obligatorische Indikationen für chirurgische Eingriffe bei verschiedenen histologischen Untergruppen gegeben sind, z.B. bei pigmentierten und sklerodermiformen Basalzellkarzinomen, bei Basalzellkarzinomen in den fazialen Embryonalfalten und bei Basalzellkarzinomen mit mehr als 3 mm Tumordicke, bei denen vor der PDT keine Abtragung erfolgte.

4.6. PDT bei Sonderformen des Basalzellkarzinoms

Der erfolgreiche Einsatz der PDT beim Basalzellnävus-Syndrom ist in der Literatur gut belegt (Wolfe et al. 2012, Mougel et al. 2009, Girard et al. 2012, Hanneken et al. 2005). Hierbei ist insbesondere der wiederholte Einsatz der PDT zur Chemoprävention ein probater Ansatz, um die andauernde Neubildung von Basalzellkarzinomen zu unterbinden (Wolfe et al. 2012). Mougel et al. analysierten in einer retrospektiven Studie 62 BCCs bei Patienten mit Basalzellnävus-Syndrom, die mittels PDT behandelt wurden. Die Ansprechrate lag bei 85,4 % (53/62); 79 % der Läsionen zeigten eine komplette Remission in dem Nachbeobachtungszeitraum von 13 Monaten. Rezidive zeigten sich innerhalb von 2 Jahren. Das ästhetische Ergebnis war exzellent (Mougel et al. 2009).

Girard et al. nutzten eine MAL-PDT zur Behandlung multipler Basalzellkarzinome (n=41; oberflächlich und nodulär) bei Erwachsenen (n=5) und Kindern (n=2) mit Basalzellnävus-Syndrom. Falls erforderlich, erfolgte zunächst eine Curetage und Debulking, gefolgt von der MAL-Applikation mit 3 h Inkubation und Beleuchtung (635 nm, 37 J/cm^2). Eine Analgesie erfolgte mittels Kaltluft und/oder einer Lidocain-Zubereitung (1 %). Bei dem jüngsten Patienten wurde eine Tumeszenzanästhesie (Ropivacain-Lidocain) durchgeführt. Die komplette Remission wurde in 60 % bzw. 78 % der Fälle nach einem bzw. drei Therapiezyklen beobachtet. Lediglich moderate Schmerzen wurden beklagt, das ästhetische Ergebnis war in allen Fällen exzellent (Girard et al. 2012).

Auch bei organtransplantierten Patienten (OTR) unter iatrogener Immunsuppression ist die PDT eine wirksame Behandlungsoption des Basalzellkarzinoms (Guleng et Helsing 2012). In einer Studie mit 18 OTR (12 m, 6 w, Durchschnittsalter: 54 Jahre) mit Basalzellkarzinomen im Kopf-Hals Bereich, die mittels MAL-PDT (3 h Inkubation, Beleuchtung mittels LED (635 nm), 37 J/cm^2, 2 Therapiezyklen) zeigte sich in der Nachbeobachtungszeit von 407 Monaten lediglich ein Rezidiv.

■ Zusammenfassung

In vielen Ländern ist die PDT in der Dermatologie für die Behandlung von Basalzellkarzinomen zugelassen. Die nachgewiesenen Vorteile der PDT sind neben der exzellenten Wirksamkeit die relativ kurze Heildauer, die gute Verträglichkeit für Patienten sowie sehr gute ästhetische Ergebnisse. Vielversprechend ist auch die potentielle Tumorkontrolle bei immunsupprimierten Patienten (z.B. bei Transplantatempfängern). Die Kostenanalyse zeigt, dass die topische PDT durch die relativ niedrigen Kosten für permanente Behandlungsapparaturen und, in Anbetracht der niedrigeren Nebenwirkungsrate, wahrscheinlich nicht teurer ist, als konventionelle Therapien (Morton et al. 2002). Somit stellt die PDT bei entsprechend ausgewählten Patienten mit Basalzellkarzinomen eine sinnvolle Therapieoption dar.

Literatur

1. Alexiades-Armenakas MR, Geronemus RG. Laser-mediated photodynamic therapy of actinic keratoses. Arch Dermatol. 2003;139:1313-20.

2. Baas P, Saarnak AE, Oppelaar H, Neering H, Stewart FA. Photodynamic therapy with meta-tetrahydroxyphenylchlorin for basal cell carcinoma: a phase I/II study. Br J Dermatol. 2001;145:75-8.

3. Babilas P, Knobler R, Hummel S, Gottschaller C, Maisch T, Koller M, et al. Variable pulsed light is less painful than light-emitting diodes for topical photodynamic therapy of actinic keratosis: a prospective randomized controlled trial. Br J Dermatol. 2007;157:111-7.

4. Babilas P, Kohl E, Maisch T, Backer H, Gross B, Branzan AL, et al. In vitro and in vivo comparison of two different light sources for topical photodynamic therapy. Br J Dermatol. 2006;154:712-8.

5. Basset-Seguin N, Ibbotson SH, Emtestam L, Tarstedt M, Morton C, Maroti M, et al. Topical methyl aminolaevulinate photodynamic therapy versus cryotherapy for superficial basal cell carcinoma: a 5 year randomized trial. Eur J Dermatol. 2008;18:547-53.

6. Bissonette R, Bergeron A, Liu Y. Large surface photodynamic therapy with aminolevulinic acid: treatment of actinic keratoses and beyond. J Drugs Dermatol. 2004; 3:S26-31.

7. Braathen LR. Photodynamic therapy. Tidsskr Nor Laegeforen. 2001;121:2635-6.

8. Brown SB. The role of light in the treatment of non-melanoma skin cancer using methyl aminolevulinate. J Dermatolog Treat. 2003;14 (Suppl 3):11-4.

9. Christensen E, Mørk C, Skogvoll E. High and sustained efficacy after two sessions of topical 5-aminolaevulinic acid photodynamic therapy for basal cell carcinoma: a prospective, clinical and histological 10-year follow-up study. Br J Dermatol. 2012;166(6):1342-8.

10. Clark C, Bryden A, Dawe R, Moseley H, Ferguson J, Ibbotson SH. Topical 5-aminolaevulinic acid photodynamic therapy for cutaneous lesions: outcome and comparison of light sources. Photodermatol Photoimmunol Photomed. 2003;19:134-41.

11. Dragieva G, Hafner J, Dummer R, Schmid-Grendelmeier P, Roos M, Prinz BM, et al. Topical photodynamic therapy in the treatment of actinic keratoses and Bowen's disease in transplant recipients. Transplantation. 2004a; 77:115-21.

12. Dragieva G, Prinz BM, Hafner J, Dummer R, Burg G, Binswanger U, et al. A randomized controlled clinical trial of topical photodynamic therapy with methyl aminolaevulinate in the treatment of actinic keratoses in transplant recipients. Br J Dermatol. 2004b;151:196-200.

13. Foley P, Freeman M, Menter A, Siller G, El-Azhary RA, Gebauer K et al. Photodynamic therapy with methyl aminolevulinate for primary nodular basal cell carcinoma: results of two randomized studies. Int J Dermatol. 2009;48(11):1236-45.

14. Girard C, Debu A, Bessis D, Blatière V, Dereure O, Guillot B. Treatment of Gorlin syndrome (nevoid basal cell carcinoma syndrome) with methylaminolevulinate photodynamic therapy in seven patients, including two children: interest of tumescent anesthesia for pain control in children. J Eur Acad Dermatol Venereol. 2012; epub ahead of print

15. Guillen C, Sanmartin O, Escudero A, Botella-Estrada R, Sevila A, Castejon P. Photodynamic therapy for in situ squamous cell carcinoma on chronic radiation dermatitis after photosensitization with 5-aminolaevulinic acid. J Eur Acad Dermatol Venereol. 2000;14:298-300.

16. Guleng GE, Helsing P. Photodynamic therapy for basal cell carcinomas in organ-transplant recipients. Clin Exp Dermatol. 2012;37(4):367-9.

17. Haller JC, Cairnduff F, Slack G, Schofield J, Whitehurst C, Tunstall R, et al. Routine double treatments of superficial basal cell carcinomas using aminolaevulinic acid-based photodynamic therapy. Br J Dermatol. 2000; 143:1270-5.

18. Hanneken S, Sterzinger AA, Schulte KW, Reifenberger J. Photodynamische Therapie bei nävoidem Basalzellkarzinomsyndrom. Hautarzt. 2005;56(4):363-4.

19. Hauschild A, Stockfleth E, Popp G, Borrosch F, Bruning H, Dominicus R, et al. Optimization of photodynamic therapy with a novel self-adhesive 5-aminolaevulinic acid patch: results of two randomized controlled phase III studies. Br J Dermatol. 2009;160:1066-74.

20. Holmes MV, Dawe RS, Ferguson J, Ibbotson SH. A randomized, double-blind, placebo-controlled study of the efficacy of tetracaine gel (Ametop) for pain relief during topical photodynamic therapy. Br J Dermatol. 2004;150: 337-40.

21. Horn M, Wolf P, Wulf HC, Warloe T, Fritsch C, Rhodes LE, et al. Topical methyl aminolaevulinate photodynamic therapy in patients with basal cell carcinoma prone to complications and poor cosmetic outcome with conventional treatment. Br J Dermatol. 2003;149:1242-9.

22. Juzeniene A, Juzenas P, Iani V, Moan J. Topical application of 5-aminolevulinic acid and its methylester, hexylester and octylester derivatives: considerations for dosimetry in mouse skin model. Photochem Photobiol. 2002; 76:329-34.

23. Juzeniene A, Juzenas P, Ma LW, Iani V, Moan J. Effectiveness of different light sources for 5-aminolevulinic acid photodynamic therapy. Lasers Med Sci. 2004;19: 139-49.

24. Karrer S, Baumler W, Abels C, Hohenleutner U, Landthaler M, Szeimies RM. Long-pulse dye laser for photodynamic therapy: investigations in vitro and in vivo. Lasers Surg Med. 1999;25:51-9.

25. Kuijpers DI, Smeets NW, Krekels GA, Thissen MR. Photodynamic therapy as adjuvant treatment of extensive basal cell carcinoma treated with Mohs micrographic surgery. Dermatol Surg. 2004;30:794-8.

26. Lehmann P. Methyl aminolaevulinate-photodynamic therapy: a review of clinical trials in the treatment of actinic keratoses and nonmelanoma skin cancer. Br J Dermatol. 2007;156:793-801.

27. Lui H, Hobbs L, Tope WD, Lee PK, Elmets C, Provost N, et al. Photodynamic therapy of multiple nonmelanoma skin cancers with verteporfin and red light-emitting diodes: two-year results evaluating tumor response and cosmetic outcomes. Arch Dermatol. 2004;140:26-32.

28. Marmur ES, Schmults CD, Goldberg DJ. A review of laser and photodynamic therapy for the treatment of nonmelanoma skin cancer. Dermatol Surg. 2004;30:264-71.

29. Morton CA, Brown SB, Collins S, Ibbotson S, Jenkinson H, Kurwa H, et al. Guidelines for topical photodynamic therapy: report of a workshop of the British Photodermatology Group. Br J Dermatol. 2002;146:552-67.

30. Morton CA, Whitehurst C, McColl JH, Moore JV, MacKie RM. Photodynamic therapy for large or multiple patches of Bowen disease and basal cell carcinoma. Arch Dermatol. 2001;137:319-24.

31. Morton CA, Whitehurst C, Moore JV, MacKie RM. Comparison of red and green light in the treatment of Bowen's disease by photodynamic therapy. Br J Dermatol. 2000;143:767-72.

32. Morton CA. Methyl aminolevulinate (Metvix) photodynamic therapy - practical pearls. J Dermatolog Treat. 2003;14 (Suppl 3):23-6.

33. Morton CA. Photodynamic therapy for nonmelanoma skin cancer - and more? Arch Dermatol. 2004;140: 116-20.

34. Mougel F, Debarbieux S, Ronger-Savlé S, Dalle S, Thomas L. Methylaminolaevulinate photodynamic therapy in patients with multiple basal cell carcinomas in the setting of Gorlin-Goltz syndrome or after radiotherapy. Dermatology. 2009;219(2):138-42.

35. Raab O. Ueber die Wirkung fluorescierender Stoffe auf Infusorien. Z. Biol. 1900, 39, 524-546.

36. Rhodes LE, de Rie M, Enstrom Y, Groves R, Morken T, Goulden V, et al. Photodynamic therapy using topical methyl aminolevulinate vs surgery for nodular basal cell carcinoma: results of a multicenter randomized prospective trial. Arch Dermatol. 2004;140:17-23.

37. Schweitzer VG. Photofrin-mediated photodynamic therapy for treatment of early stage oral cavity and laryngeal malignancies. Lasers Surg Med. 2001;29:305-13.

38. Soler AM, Warloe T, Berner A, Giercksky KE. A follow-up study of recurrence and cosmesis in completely responding superficial and nodular basal cell carcinomas treated with methyl 5-aminolaevulinate-based photodynamic therapy alone and with prior curettage. Br J Dermatol. 2001;145:467-71.

39. Stender IM, Bech-Thomsen N, Poulsen T, Wulf HC. Photodynamic therapy with topical delta-aminolevulinic acid delays UV photocarcinogenesis in hairless mice. Photochem Photobiol. 1997;66:493-6.

40. Szeimies RM, Abels C, Fritsch C, Karrer S, Steinbach P, Bäumler W, et al. Wavelength dependency of photodynamic effects after sensitization with 5-aminolevulinic acid in vitro and in vivo. J Invest Dermatol. 1995;105: 672-7.

41. Szeimies RM, Dräger J, Abels C, Landthaler M. History of photodynamic therapy in dermatology. In: Calzavara-Pinton PG, Szeimies RM, Ortel B, editors. Photodynamic therapy and fluorescence diagnosis in dermatology. Amsterdam: Elsevier; 2001a. p. 3-16.

42. Szeimies RM, Hein R, Bäumler W, Heine A, Landthaler M. A possible new incoherent lamp for photodynamic treatment of superficial skin lesions. Acta Derm Venereol. 1994;74:117-9.

43. Szeimies RM, Ibbotson S, Murrell DF, Rubel D, Frambach Y, de Berker D, et al. A clinical study comparing methyl aminolevulinate photodynamic therapy and surgery in small superficial basal cell carcinoma (8-20 mm), with a 12-month follow-up. J Eur Acad Dermatol Venereol. 2008;22:1302-11.

44. Szeimies RM, Karrer S, Abels C, Landthaler M, Elmets C. Photodynamic therapy in dermatology. In: Krutmann J, Hönigsmann H, Elmets CA, Bergstresser PR, editors. Dermatological phototherapy and photodiagnostic methods. Berlin: Springer; 2001b. p. 209-47.

45. Thissen MR, Schroeter CA, Neumann HA. Photodynamic therapy with delta-aminolaevulinic acid for nodular basal cell carcinomas using a prior debulking technique. Br J Dermatol. 2000;142:338-9.

46. Touma D, Yaar M, Whitehead S, Konnikov N, Gilchrest BA. A trial of short incubation, broad-area photodynamic therapy for facial actinic keratoses and diffuse photodamage. Arch Dermatol. 2004;140:33-40.

47. Varma S, Wilson H, Kurwa HA, Gambles B, Charman C, Pearse AD, et al. Bowen's disease, solar keratoses and superficial basal cell carcinomas treated by photodynamic therapy using a large-field incoherent light source. Br J Dermatol. 2001;144:567-74.

48. Wang I, Bendsoe N, Klinteberg CA, Enejder AM, Andersson-Engels S, Svanberg S, et al. Photodynamic therapy vs. cryosurgery of basal cell carcinomas: results of a phase III clinical trial. Br J Dermatol. 2001;144:832-40.

49. Wolfe CM, Green WH, Cognetta AB Jr, Hatfield HK. A possible chemopreventive role for photodynamic therapy in Gorlin syndrome: a report of basal cell carcinoma reduction and review of literature. Australas J Dermatol. 2012; epub ahead of print

50. Yang CH, Lee JC, Chen CH, Hui CY, Hong HS, Kuo HW. Photodynamic therapy for bowenoid papulosis using a novel incoherent light-emitting diode device. Br J Dermatol. 2003;149:1297-9.

51. Zeitouni NC, Oseroff AR, Shieh S. Photodynamic therapy for nonmelanoma skin cancers. Current review and update. Mol Immunol. 2003;39:1133-6.

5. Zielgerichtete Therapien

Die pathophysiologischen Erkenntnisse der Beteiligung des überaktivierten Hedgehog-Signalweges (HH) an der Entstehung des Basalzellkarzinoms führten zur Erforschung und Entwicklung von Molekülen, die gezielt in den Signalweg eingreifen und die Signalübertragung inhibieren (Yun et al. 2012).

Die meisten bis dato entwickelten selektiven Inhibitoren binden an *Smoothened* (SMO), andere wiederum blockieren die Signalübertragung auf der Ebene des *GLI1*-Gens, der am weitesten stromabwärts gelegenen Komponente des HH-Signalweges (☞ Abb. 5.1; nach Yun et al. 2012).

5.1. SMO-Antagonisten

5.1.1. Cyclopamin

Als erster HH-Inhibitor wurde Cyclopamin, das in der Natur in dem Liliengewächs Kalifornischer Germer *(Veratrum californicum)* vorkommt, identifiziert (Cooper et al. 1998). Der Verzehr dieser Pflanze durch trächtige Schafe führte in den 1950er Jahren bei den Lämmern zu einer charakteristischen Missbildung mit nur einem Auge in der Mitte der Stirn – ähnlich dem Zyklopen aus der griechischen Mythologie, dem das Steroidalkaloid seinen Namen verdankt (Binns et al. 1963). Die Blockierung des HH-Signalweges durch die Bindung

von Cyclopamin an SMO wurde erst 25 Jahre später als die Ursache der teratogenen Wirkung des Pflanzenbestandteiles entdeckt (Chen et al. 2002). Obwohl Cyclopamin in vitro und in vivo Antitumoraktivität zeigte, ist es aufgrund der schwachen oralen Bioverfügbarkeit, einer suboptimalen Pharmakokinetik und seiner niedrigen metabolischen Stabilität nicht für den therapeutischen Einsatz geeignet. Daher wurden in der Folge zahlreiche halbsynthetische Derivate entwickelt, die über eine weit höhere Potenz und ein besseres pharmakokinetisches Profil als Cyclopamin verfügen (Heretsch et al. 2010).

5.1.2. Vismodegib (GDC-0449, Erivedge®)

Vismodegib wurde als erster Hedgehog-Inhibitor Anfang 2012 in den USA für die Behandlung des fortgeschrittenen BCC zugelassen und die europaweite Zulassung wurde im Dezember 2011 beantragt. Im April 2013 erhielt Vismodegib ein positives CHMP-Votum (*Committee for Medicinal Products for human Use der European Medicines Agency, EMA*). Die Zulassung von Vismodegib wird für Juni/Juli 2013 erwartet.

Die Substanz zeigte bereits in präklinischen Studien eine vielversprechende Aktivität gegen Krebszellen und führte in einem Medulloblastom-

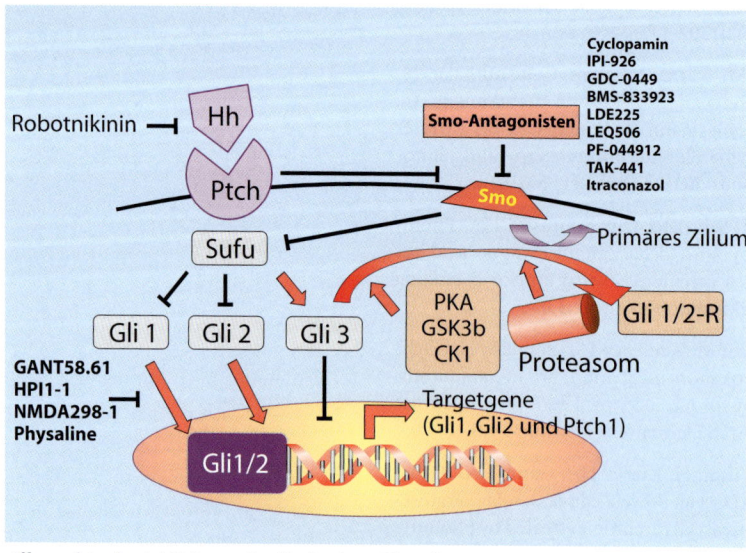

Abb. 5.1: Angriffspunkte der Inhibitoren im Hedgehog-Signalweg.

Mausmodell zu einer kompletten Tumorregression (Robarge et al. 2009). In der ersten Phase-I-Studie erzielte Vismodegib bei 55 % der Patienten mit Basalzellkarzinom ein objektives Ansprechen (Von Hoff et al. 2009). Insgesamt wurden 33 Patienten mit lokal weit fortgeschrittenem (n=15) oder metastasiertem (n=18) BCC eingeschlossen, das mit den herkömmlichen Standardtherapien nicht mehr behandelt werden konnte oder therapierefraktär war (☞ Tab. 5.2).

Diese beeindruckenden Ergebnisse führten zur ersten internationalen Phase-II-Studie (ERIVANCE BCC) (Sekulic et al. 2012). In diese einarmige, multizentrische und offene Studie wurden insgesamt 104 Patienten eingeschlossen, 71 Patienten mit lokal fortgeschrittenem Basalzellkarzinom (laBCC) und 33 Patienten mit metastasierendem Basalzellkarzinom (mBCC). Bei den Patienten mit laBCC war eine vorherige Strahlentherapie erfolglos oder kontraindiziert, die Tumore waren inoperabel oder eine Operation hätte eine massive Mutilation für die Patienten bedeutet. Alle Patienten erhielten einmal täglich 150 mg Vismodegib in Form von Kapseln bis zur Krankheitsprogression, Auftreten von unerträglicher Toxizität oder Studienaustritt. Primärer Endpunkt der Studie war die objektive Ansprechrate (ORR) nach unabhängiger Überprüfung. Insgesamt zeigten 43 % der Patienten mit laBCC und 30 % der Patienten mit mBCC ein Ansprechen auf Vismodegib, wobei 21 % (n=

13) der Patienten ein komplettes Ansprechen aufwiesen. Die mediane Dauer des progressionsfreien Überlebens (PFS) betrug in beiden Kohorten 9,5 Monate.

Darüber hinaus zeigte die klinische Nutzenrate (definiert als der Anteil der Patienten, die auf die Behandlung ansprachen, plus jene mit anhaltender stabiler Erkrankung für mehr als 24 Wochen), dass Vismodegib bei 75 % der Patienten die Tumore schrumpfen ließ, sichtbare Läsionen heilte oder eine Progression verhinderte.

Die häufigsten Nebenwirkungen waren Muskelkrämpfe, Haarausfall, veränderte Geschmacksempfindung, Gewichtsverlust, Abgeschlagenheit, Übelkeit, verringerter Appetit und Durchfall. Schwerwiegende Nebenwirkungen wurden bei 26 Patienten (25 %) beobachtet, von denen jedoch nur bei vier (4 %) ein Zusammenhang mit der Therapie mit Vismodegib vermutet wurde. Bei sieben Patienten (7 %) wurden tödlich verlaufende Ereignisse beobachtet, von denen nach Einschätzung der Prüfärzte keines mit der Gabe von Vismodegib im Zusammenhang stand. In allen Fällen litten die Patienten an vorbestehenden anderen Erkrankungen oder Symptomen, die mit der vermuteten Todesursache zusammenhingen.

In einer weiteren Phase-II-Studie mit 41 Patienten, die an einem Gorlin-Goltz-Syndrom litten, konnte gemäß der geplanten Interimsanalyse die Behand-

Studie	mBCC + laBCC Von Hoff et al., 2009	mBCC Sekulic et al., 2012	laBCC Sekulic et al., 2012	Gorlin-Goltz-Syndrom Tang et al., 2012
Patientenanzahl	33	33	63	41 26 Vismodegib, 15 Placebo
Ansprechrate (%) Komplettes Ansprechen	55 % 6 %	30 %	43 %	65 % vs. 11 % Reduktion*
Mediane Zeit des Ansprechens (Monate)	8,8 Monate	7,6 Monate	7,6 Monate	8 Monate
Schwerwiegende Nebenwirkungen	18 %	25 %	25 %	40 %
Abbruchrate Patientenwunsch Nebenwirkungen	3 % (1 Patient) – 3 %	18 % 6 % 12 %	37 % 25 % 12 %	54 % k.A. k.A.

Tab. 5.1: Ergebnisse der klinischen Studien mit Vismodegib bei Basalzellkarzinom.
* unter Vismodegib zeigte kein Tumor eine Progression (p=0,003). Abkürzungen: mBCC: metastasiertes Basalzellkarzinom; laBCC: lokal fortgeschrittenes Basalzellkarzinom.

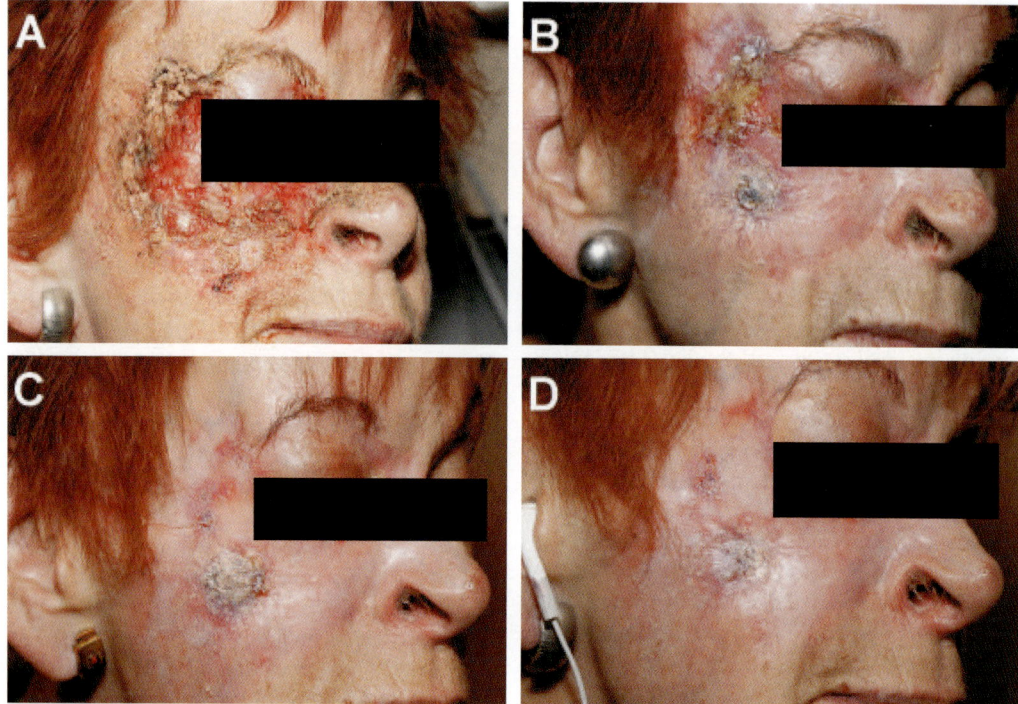

Abb. 5.2: Verlauf eines lokal fortgeschrittenen Basalzellkarzinoms unter Therapie mit Vismodegib bei Patientin 1.

lung mit Vismodegib das Neuauftreten von Läsionen signifikant verhindern (p<0,001) und bestehende Karzinome in ihrer Größe signifikant reduzieren (p=0,003) (Tang et al. 2012) (☞ Tab. 5.1). Die Patienten waren im Durchschnitt 8 Monate lang behandelt worden, geplant sind insgesamt 18 Monate. Die Biopsie-Analysen zeigten bei 83 % der Biopsien von Basalzellkarzinomen mit klinischer Regression keine residualen Tumore.

Zwei Kasuistiken illustrieren exemplarisch den Effekt von Vismodegib bei lokal fortgeschrittenen Basalzellkarzinomen (☞ Abb. 5.2 und 5.3).

5.1.3. Kasuistische Darstellung der Therapie des Basalzellkarzinoms mit Vismodegib

Patientin 1 ist eine 70-jährige Frau mit einem ulzerierten, lokal fortgeschrittenen Basalzellkarzinom (Größe: 80×75 mm) im Gesicht, welches sich im Verlauf von 10 Jahren entwickelt hat. Der Tumor hat einen Teil der rechten Gesichtshälfte und das rechte Auge zerstört (☞ Abb. 5.2a), eine Kernspinuntersuchung zeigte keine Infiltration in den Knochen oder die Muskulatur. Eine Vorbehandlung

des Basalzellkarzinoms hatte nicht stattgefunden, bis auf Herzrhythmusstörungen hatte die Patientin keine Vorerkrankungen. Nach 2 Monaten Therapie mit dem Hedgehog-Inhibitor Vismodegib zeigte sich eine Regression des Tumors (30×35 mm, ☞ Abb. 5.2b). Der infraorbitale Anteil des Basalzellkarzinoms zeigte neues Epithel und war kaum von der umgebenden, gesunden Haut zu unterscheiden. Seit der 7. Therapiewoche klagte die Patientin über Muskelkrämpfe und Müdigkeit. Nach 4 Monaten war der Tumor deutlich kleiner mit einer verbleibenden Kruste (2×1.5 cm, ☞ Abb. 5.2c). An Nebenwirkungen gab die Patientin Müdigkeit an, laborchemisch zeigte sich eine geringgradige Azidose und Hyponatriämie. Nach 5 Monaten (☞ Abb. 5.2d) war die Kruste infraorbital rechts deutlich kleiner, in einer Biopsie aus dem Zentrum der Kruste ließen sich keine Basalzellkarzinominfiltrate mehr nachweisen. Die Patientin litt weiterhin unter Müdigkeit, laborchemisch fand sich weiterhin eine geringgradige Azidose und Hyponatriämie.

Patient 2 ist ein 80-jähriger Mann mit Gorlin-Goltz-Syndrom und multiplen Basalzellkarzino-

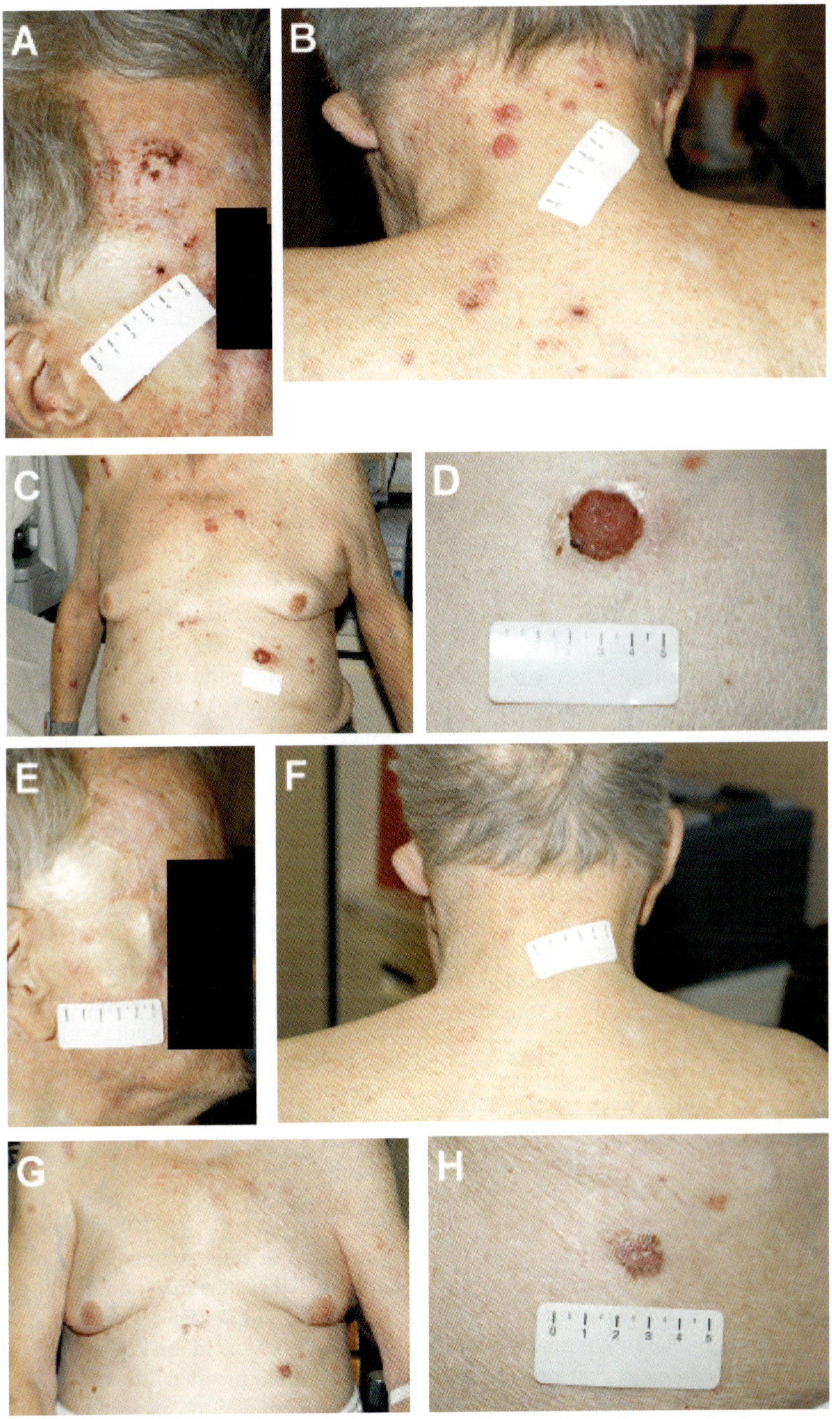

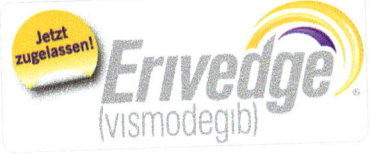

Abb. 5.3: Verlauf multipler Basalzellkarzinome bei einem Patienten mit Gorlin-Goltz-Syndrom unter Therapie mit Vismodegib (Patient 2).

men. Es wurden bereits zahlreiche Operationen zur Entfernung von Basalzellkarzinomen durchgeführt und die Defekte wurden zum Teil mit Hauttransplantaten gedeckt (☞ Abb. 5.3a an der rechten Schläfe). In unmittelbarer Nachbarschaft zu diesem Transplantat fanden sich neue Basalzellkarzinome (☞ Abb. 5.3a), ebenfalls im Bereich des Nackens (☞ Abb. 5.3b), des Stamms (☞ Abb. 5.3c, Detail ☞ Abb. 5.3d). Nach 3 Monaten Behandlung mit Vismodegib zeigte sich eine deutliche Befundbesserung im Gesicht (☞ Abb. 5.3e), im Nacken (☞ Abb. 5.3f), und am Stamm (☞ Abb. 5.3g und 5.3h). In einer Verlaufsbiopsie der Läsion am Stamm (☞ Abb. 5.2h) ließen sich histologisch keine Infiltrate des Basalzellkarzinoms mehr nachweisen.

5.1.4. Erismodegib (LDE225)

Für Erismodegib liegen derzeit erste klinische Daten aus Phase-I-Studien vor, in denen die Substanz entweder oral oder topisch verabreicht wurde. Unter der oralen Therapie mit LDE225 wurden bei sieben auswertbaren Patienten mit fortgeschrittenen Basalzellkarzinomen eine komplette Remission, drei partielle Remissionen und 3 Stabilisierungen der Erkrankung erzielt (Tawbi et al. 2011). Die Verträglichkeit von LDE225 erwies sich bei oraler Gabe von bis zu 800 mg pro Tag als gut. In einer doppelblinden, randomisierten, Vehikelkontrollierten Studie wurden 8 Patienten mit Gorlin-Goltz-Syndrom mit der topischen Formulierung von LDE225 über 4 Wochen behandelt (Skvara et al. 2011). Auf insgesamt 27 Basalzellkarzinome wurde 2 × täglich entweder die 0,75 % LDE225-Creme oder die Kontrolle (Vehikel) aufgetragen. Von den 13 mit LDE225-Creme behandelten Basalzellkarzinomen zeigten 3 eine komplette Remission, 9 eine partielle Remission und ein Tumor kein Ansprechen. Demgegenüber fand sich in der nur mit Vehikel behandelten Kontrollgruppe (n=14) nur ein Basalzellkarzinom mit partieller Remission. Da bei den Patienten keine komplette Eradikation der Krebszellen erzielt werden konnte, wurde das klinische Programm zur Weiterentwicklung der Creme eingestellt, obwohl weitere klinische Studien noch nicht beendet waren (Novartis, 2012). Derzeit laufen zwei Phase-II-Studien mit der parenteralen Formulierung von LDE225 bei Patienten mit BCC bzw. Gorlin-Goltz-Syndrom (☞ Tab. 5.2).

5.2. Robotnikinin – ein direkter Hedgehog-Inhibitor

Robotnikinin ist das bisher einzige Molekül, das vor *Smoothened* den Hedgehog-Signalweg blockiert (Stanton et al. 2009). Da es jedoch die Signalübertragung von mutiertem *Patched* bzw. nach *Patched* nicht blockiert, wird nach potenteren makrozyklischen Analoga geforscht, wobei die Moleküle mit der besten Signalweg-Hemmung als *Smoothened*-Antagonisten agieren (Dockendorff et al. 2012).

5.3. GLI-Antagonisten

GLI-Antagonisten blockieren die Signalübertragung auf der Ebene des *GLI1*-Gens (☞ Abb. 5.1). Diese Moleküle haben theoretisch den Vorteil, dass sie bei Krebszellen mit Mutationen wirken, die stromabwärts nach *Smoothened* auftreten, die auf SMO-Antagonisten nicht ansprechen oder resistent sind. Zu den vielversprechendsten Inhibitoren der GLI-vermittelten Transkription gehören GANT58, GANT61 und HPI-1 bis HPI-4, für die bisher jedoch nur Ergebnisse aus präklinischen Untersuchungen vorliegen.

5.4. Andere Hedgehog-Inhibitoren in klinischer Erprobung

5.4.1. Saridegib (IPI-926)

IPI-926 ist das einzige halbsynthetische Derivat von Cyclopamin, von dem erste klinische Ergebnisse aus einer Phase-I-Studie vorliegen. In dieser Studie waren 34 Patienten mit Basalzellkarzinom eingeschlossen, bei denen ein partielles Ansprechen beobachtet werden konnte (Rudin et al. 2011).

5.4.2. Itraconazol

Itraconazol ist ein systemisch wirkendes Antimykotikum, das sich in vitro und in vivo als potenter Hedgehog-Inhibitor erwies (Kim et al. 2010). Die Substanz bindet nicht direkt an SMO, sondern entfaltet ihren hemmenden Effekt nach PTCH, indem sie die Akkumulation von SMO im primären Zilium verhindert. Durch diese von Cyclopamin unterschiedliche Bindungsaktivität erklärt sich auch die synergistische Wirkung bei Anwendung beider Substanzen im Mausmodell (Kim et al. 2010).

In einer explorativen Phase-II-Studie, in der 19 Patienten mit Basalzellkarzinomen entweder 100 mg oder 200 mg Itraconazol täglich erhielten, wurde bei 23 % der Patienten eine Reduktion der Tumorausdehnung, bei 45 % eine Reduktion der Zellproliferation und bei 65 % eine Hemmung des Hedgehog-Signalweges beobachtet (Kim et al. 2011). Die Ergebnisse einer im Juni 2012 beendeten Biomarker-Studie werden erwartet (☞ Tab. 5.2).

5.4.3. Retinoide

Retinoide wie Acitretin, Tretinoin und Tazaroten, die für die Behandlung von Psoriasis bzw. Akne zugelassen sind, werden beim Basalzellkarzinom sowohl topisch als auch systemisch entweder zur Prävention oder Behandlung untersucht (☞ Tab. 5.2). Es ist allerdings nicht abschließend geklärt, wie Retinoide den HH-Signalweg blockieren (Cucchi et al. 2012). Tazaroten verhinderte in einem Basalzellkarzinom-Mausmodell die Bildung

mikroskopischer Läsionen und reduzierte zudem die Größe früher Basalzellkarzinome (So et al. 2004). Derzeit wird in zwei Phase-II-Studien die Wirksamkeit von Tazaroten in Hinblick auf die Prävention neuer Basalzellkarzinome beim Gorlin-Goltz-Syndrom evaluiert (☞ Tab. 5.2).

5.4.4. Vitamin D3 (Calcitriol)

Von Vitamin D3 ist bereits seit längerem bekannt, dass es über eine ausgeprägte Antitumoraktivität verfügt. Es wirkt antiproliferativ und fördert die Zellreifung, induziert Differenzierung und Apoptose, hemmt die Neoangiogenese und besitzt darüber hinaus auch immunregulatorische Eigenschaften. Der Zusammenhang zwischen Vitamin D3 und Basalzellkarzinom wurde entdeckt, als sich bei Vitamin-D3-Rezeptor-freien Mäusen Basalzellkarzinome bildeten (Teichert et al. 12011). Da Vitamin D3 über seinen Kernrezeptor (VDR) in zahlreichen physiologischen Systemen eine wichtige Rolle spielt, kann dessen dauerhafte Aktivierung

Substanz	Angriffspunkt	Indikation	Phase	Clinicaltrials.gov
Vismodegib	SMO	BCNS	II	NCT00957229
		laBCC/mBCC	II	NCT01367665
		BCC	II	NCT01201915
		laBCC	II	NCT00833417
		laBCC/mBCC	II	NCT01160250
		BCC	II	NCT01543581
LDE225	SMO	laBCC/mBCC	II	NCT01327053
		BCNS	II	NCT01350115
LEQ506	SMO	Solide Tumore*	I	NCT01106508
IPI-926	SMO	Solide Tumore**	I	NCT00761696
TAK-441	SMO	Solide Tumore	I	NCT01204073
PF-04449913	SMO	Solide Tumore	I	NCT01286467
BMS-833923	SMO	laBCC/mBCC	I	NCT00670189
Vitamin D3	SMO	BCC	III	NCT01358045
Acitretin	?	NMSC	II	NCT00020956
Tretinoin	?	NMSC	III	NCT00007631
Itraconazol	SMO	BCC	II	NCT01108094
Vitamin D3	SMO	BCC	III	NCT01358045
Tazaroten	?	BCC/BCNS	II	NCT00489086
			II	NCT00783965

Tab. 5.2: Substanzen in derzeit laufenden klinischen Studien.
*Medulloblastom oder Basalzellkarzinom; ** siehe vorläufige Ergebnisse bei Rudin et al. 2011. **BCNS:** Basalzellnaevus-Syndrom, **laBCC:** lokal fortgeschrittenes Basalzellkarzinom, **mBCC:** metastasiertes Basalzellkarzinom, **NMSC:** non melanoma skin cancer.

zu negativen Effekten führen (Cucchi et al. 2012). Um eine klinische Anwendung von Calcitriol über einen längeren Zeitraum ohne Nebenwirkungen zu ermöglichen, wurden bereits halbsynthetische Derivate entwickelt, die zwar den HH-Signalweg blockieren, nicht jedoch an den VDR binden (Deberardinis et al. 2012).

5.5. Sicherheit und Verträglichkeit von HH-Inhibitoren

Die bisherigen klinischen Studien haben für Hedgehog-Inhibitoren eine Reihe von Nebenwirkungen gezeigt, zu denen u.a. Elektrolytverschiebungen, erhöhte Kreatininkinase (CK), Muskelkrämpfe, Herzrhythmusstörungen, Fatigue, Beeinträchtigung des Haarwachstums ("struppige" Haare), Haarausfall, Geschmacksstörungen, Gewichtsverlust, Übelkeit, verringerter Appetit und Durchfall zählen.

Die Sicherheit von Vismodegib wird derzeit in einer europäischen klinischen Studie, die den Namen STEVIE (SafeTy Events in VIsmodEgib) trägt, untersucht. Geplant ist der Einschluss von insgesamt 800 Patienten (EU Clinical Trials Register Number 2011-000195-34).

Bis September 2012, waren insgesamt bereits 423 Patienten aus 15 Ländern in die Studie aufgenommen. Ergebnisse der 2. Interimsanalyse über die ersten 150 Patienten mit einem Follow-up von mehr als 3 Monaten wurden auf einem Kongress in Paris im Dezember 2012 präsentiert (Basset-Séguin et al. 2012). 138 der Patienten hatten lokal fortgeschrittene und 12 metastasierende Basalzellkarzinome, die mediane Therapiedauer betrug 4,8 Monate. 112 Patienten (74,7 %) waren zum Zeitpunkt der Analyse noch in Behandlung. Von den 38 Patienten, die die Studie vorzeitig abbrachen, beendeten 10 die Behandlung wegen unerwünschter Ereignisse. Das Nebenwirkungsprofil war jenem in der ERIVANCE-Studie ähnlich und meist in leichter bis moderater Ausprägung. Am häufigsten wurden Muskelspasmen (53,3 %), Haarausfall (42,7 %) und Geschmacksstörungen beobachtet (36,0 %). 22 Patienten (14,7 %) zeigten Grad 3 und 4 Nebenwirkungen.

5.6. EGFR-Inhibitoren

In der Pathogenese des Basalzellkarzinoms kommt auch dem Signalweg des epidermalen Wachstumsfaktorrezeptors (EGFR) eine bedeutende Rolle zu (Mimeault et Batra 2010). In einer Untersuchung exprimierten 57 % der Basalzellkarzinome EGFR, eine Koexpression mit HER2 und HER3 wurde in 29 % der Basalzellkarzinome gefunden (Krähn et al. 2001).

Analog zu seiner Bedeutung in der epidermalen Entwicklung erwies sich der EGFR-Signalweg auch als Modulator der GLI-abhängigen Transkription in humanen Keratinozyten (Kasper et al. 2006). Zudem konnte in vitro ein auf die Tumorzellproliferation und die onkogene Transformation von Keratinozyten synergistisch wirkendes Zusammenspiel des EGFR-Signalweges mit dem HH-Signalweg gezeigt und in vivo bestätigt werden (Schnidar et al. 2009; Eberl et al. 2012).

Der erste EGFR-Inhibitor, der bei Patienten mit Basalzellkarzinomen angewendet wurde, ist Cetuximab, ein humanisierter monoklonaler Antikörper, der die extrazelluläre Domäne des EGFR blockiert. Müller et al. berichteten über die erste erfolgreiche Behandlung eines 87-jährigen Patienten mit ausgedehntem lokalem Basalzellkarzinom (Müller et al. 2008). In einem weiteren Bericht wurde bei zwei Patienten eine Stabilisierung der Erkrankung durch die Behandlung beobachtet (Caron et al. 2009). In einer rezenten Fallserie mit vier Patienten (drei mit Gorlin-Goltz-Syndrom) sprachen alle auf die Behandlung mit Cetuximab an, 50 % zeigten eine komplette Remission (Kalapurakal et al. 2012). Allerdings führte der Behandlungsstopp bei drei Patienten zu einem Relapse, sodass die Therapie wieder aufgenommen und erneut ein Ansprechen erzielt wurde. Das mediane Follow-up in dieser retrospektiven Analyse lag bei 12 Monaten, die Gesamtüberlebensrate betrug 100 %. Angesichts der ermutigenden Ergebnisse bei weit fortgeschrittenen oder Therapierefraktären Basalzellkarzinomen, wären prospektive und randomisierte Studien wünschenswert, um den Stellenwert dieser gut verträglichen Behandlungsoption genauer zu evaluieren.

5.7. **Perspektive**

Innerhalb der letzten Jahre haben die molekular-biologischen Erkenntnisse zur Pathogenese des Basalzellkarzinoms die Entwicklung zielgerichteter Therapieoptionen durch Hedgehog-Inhibitoren ermöglicht. Die ersten Ergebnisse klinischer Studien sind insbesondere bei lokal fortgeschrittenen oder metastasierten Basalzellkarzinomen, die einer Standardtherapie nicht zugänglich sind, vielversprechend. Weitere klinische Studien werden notwendig sein, um die dauerhafte Effektivität und Langzeitsicherheit dieser neuen Generation von kleinen Molekülen zu beweisen. Sollten sich die Erwartungen bestätigen, dann könnten in Zukunft auch andere, nicht operable Tumore mit diesen innovativen Wirkstoffen gezielt behandelt werden.

Literatur

Basset-Seguin N, Grob J-J, Jouary T, et al. STEVIE, étude ouverte simple bras pour évaluer la tolérance du vismodegib (V), un inhibiteur de la voie patched sonic hedgehog chez les patients ayant un carcinome basocellulaire (CBC) avancé : analyse sur 150 patients. CO 005 – mündliche Präsentation, Journee Dermatologique de Paris, 11.-15. September 2012

Binns W, James LF, Shupe JL, Everett G. A congenital cyclopian-type malformation in lambs induced by maternal ingestion of a range plant, veratrum californicum. Am J Vet Res 1963;24:1164-1175

Caron J, Dereure O, Kerob D, Lebbe C, Guillot B. Metastatic basal cell carcinoma: report of two cases treated with cetuximab. Br J Dermatol 2009;161(3):702-3

Chen JK, Taipale J, Cooper MK, Beachy PA. Inhibition of Hedgehog signaling by direct binding of cyclopamine to Smoothened. Genes Dev 2002;16(21):2743-2748

Cooper MK, Porter JA, Young KE, Beachy PA. Teratogen-mediated inhibition of target tissue response to Shh signaling. Science 1998;280(5369):1603-1607

Cucchi D, Occhione MA, Gulino A, De Smaele E. Hedgehog signaling pathway and its targets for treatment in basal cell carcinoma. J Exp Pharmacol 2012;4:173-185

Deberardinis AM, Banerjee U, Miller M, Lemieux S, Hadden MK. Probing the structural requirements for vitamin D3 inhibition of the Hedgehog signaling pathway. Bioorg Med Chem Lett 2012; 22(14):4859-4863

Dockendorff C, Nagiec MM, Weïwer M, et al. Macrocyclic Hedgehog Pathway Inhibitors: Optimization of Cellular Activity and Mode of Action Studies. ACS Med Chem Lett 20121;3(10):808-813

Eberl M, Klingler S, Mangelberger D, et al. Hedgehog-EGFR cooperation response genes determine the oncogenic phenotype of basal cell carcinoma and tumour-initiating pancreatic cancer cells. EMBO Mol Med. 2012; 4(3):218-33

Heretsch P, Tzagkaroulaki L, Giannis A. Cyclopamine and hedgehog signaling: chemistry, biology, medical perspectives. Angew Chem Int Ed Engl 2010;49(20): 3418-27

Kalapurakal SJ, Malone J, Robbins KT, Buescher L, Godwin J, Rao K. Cetuximab in refractory skin cancer treatment. J Cancer 2012;3:257-61

Kasper M, Schnidar H, Neill GW, et al. Selective modulation of Hedgehog/GLI target gene expression by epidermal growth factor signaling in human keratinocytes. Mol Cell Biol 2006;26(16):6283-98

Kim J, Tang JY, Gong R, et al. Itraconazole, a commonly used antifungal that inhibits Hedgehog pathway activity and cancer growth. Cancer Cell 2010;17:388-399

Kim D, Kim J, Spaunhurst K, et al. An open-label, exploratory phase II study of oral itraconazole for the treatment of basal cell carcinoma. Cancer Res 2012; 72(suppl 1). Abstract LB-223

Krähn G, Leiter U, Kaskel P, Udart M, Utikal J, Bezold G et al. Coexpression patterns of EGFR, HER2, HER3 and HER4 in non-melanoma skin cancer. Eur J Cancer 2001; 37(2):251-259

Mimeault M, Batra SK. Frequent deregulations in the hedgehog signaling network and cross-talks with the epidermal growth factor receptor pathway involved in cancer progression and targeted therapies. Pharmacol Rev. 2010;62(3):497-524

Müller H, Eisendle K, Gastl G, Höpfl R, Zelger B. Palliative therapy of giant basal cell carcinoma with the monoclonal anti-epidermal growth factor receptor antibody cetuximab. Br J Dermatol.2008;158(6):1386-8

Novartis. Innovation Updates: Key Developments in the Fourth Quarter of 2011. Basel: Novartis; 2012. Available from: http://www.novartis.com/downloads/investors/financial-results/q4-2011-innovation-tables.pdf. Accessed December 28, 2012

Robarge KD, Brunton SA, Castanedo GM, et al. GDC-0449-a potent inhibitor of the hedgehog pathway. Bioorg Med Chem Lett 2009;19(19):5576-81

Rudin C, Jimeno A, Miller W. A phase I study of IPI-926, a novel hedgehog pathway inhibitor, in patients with advanced or metastatic solid tumors [abstract]. J Clin Oncol 2011;29(suppl). Abstract 3014

Schnidar H, Eberl M, Klingler S, et al. Epidermal growth factor receptor signaling synergizes with Hedgehog/GLI in oncogenic transformation via activation of the MEK/ERK/JUN pathway. Cancer Res 2009;69(4):1284-92

Sekulic A, Migden MR, Oro AE, et al. Efficacy and safety of vismodegib in advanced basal-cell carcinoma. N Engl J Med 2012;366(23):2171-9

Skvara H, Kalthoff F, Meingassner JG, et al. Topical treatment of Basal cell carcinomas in nevoid Basal cell carcinoma syndrome with a smoothened inhibitor. J Invest Dermatol 2011;131(8):1735-44 131

So PL, Lee K, Hebert J, et al. Topical tazarotene chemoprevention reduces basal cell carcinoma number and size in Ptch1+/- mice exposed to ultraviolet or ionizing radiation. Cancer Res 2004;64(13): 4385-4389

Stanton BZ, Peng LF, Maloof N, et al. A small molecule that binds Hedgehog and blocks its signaling in human cells. Nat Chem Biol 2009;5(3):154-6

Tang JY, Mackay-Wiggan JM, Aszterbaum M, et al. Inhibiting the hedgehog pathway in patients with the basal-cell nevus syndrome. N Engl J Med 2012;366(23):2180-8

Tawbi HA, Ahnert JR, Dummer R, et al. Phase I study of LDE225 in advanced solid tumors: updated analysis of safety, preliminary efficacy, and pharmacokinetic-pharmacodynamic correlation [abstract]. J Clin Oncol 2011; 29(suppl). Abstract 3062.

Teichert AE, Elalieh H, Elias PM, Welsh J, Bikle DD. Overexpression of Hedgehog signaling is associated with epidermal tumor formation in vitamin D receptor-null mice. J Invest Dermatol 2011;131(11):2289-2297

Von Hoff DD, LoRusso PM, Rudin CM, et al. Inhibition of the hedgehog pathway in advanced basal-cell carcinoma. N Engl J Med 2009;361:1164-1172

Yun JI, Kim HR, Park H, Kim SK, Lee J. Small molecule inhibitors of the hedgehog signaling pathway for the treatment of cancer. Arch Pharm Res 2012;35(8):1317-3

6. Andere medikamentöse Therapieoptionen

6.1. Zytotoxische Therapien/ Chemotherapien

Zytotoxische Chemotherapien wurden bei lokal fortgeschrittenen und metastasierten Basalzellkarzinomen eingesetzt, kleine Fallserien und Kasuistiken erlauben jedoch keine generellen Empfehlungen.

In einer älteren Übersicht über 50 Patienten zeigten 17 von 22 Patienten ein Ansprechen auf eine Cisplatin-basierte Chemotherapie, 10 davon eine komplette Remission. Demgegenüber zeigte nur 1/28 Patienten unter einer Cisplatin-freien Chemotherapie ein Ansprechen (Pfeiffer et al. 1990). In aktuelleren Übersichtsarbeiten wird der Nutzen einer Cisplatin-basierten Chemotherapie ebenfalls herausgearbeitet, mit 37 % kompletten Remissionen und 46 % partiellen Remissionen und einer medianen Remissionsdauer von 24 Monaten. Demgegenüber wurden andere Substanzen wie Cyclophosphamid, Methotrexat, Bleomycin, Vincristin, Dactinomycin und 5-Fluorouracil als wirkungslos angesehen (Ganti et al. 2011, Moeholt et al. 1996). Über den erfolgreichen neoadjuvanten Einsatz einer Cisplatin-basierten Chemotherapie vor einer definitiven Chemo- oder Strahlentherapie wurde ebenfalls berichtet (Guthrie, Jr. et al. 1990). Bei zugänglichen Metastasen wurde auch über den erfolgreichen Einsatz einer Elektrochemotherapie mit Bleomycin berichtet (Fantini et al. 2011). Dabei handelt es sich um ein Verfahren, bei dem Bleomycin als Chemotherapeutikum appliziert und gleichzeitig die Tumorzellen mittels eines Elektroporators gegen das Zytostatikum sensibilisiert werden. Die Elektroporation wird mittels spezieller Sonden durchgeführt, welche im Rahmen eines operativen Eingriffes in das Tumorgewebe eingebracht werden. Dieses Verfahren wurde bei inoperablen Hauttumoren und kutanen Metastasen verschiedener Tumoren erfolgreich eingesetzt, dazu gehören auch einzelne Fälle des Basalzellkarzinoms.

6.2. Retinoide

Retinoide sind Derivate der Vitamin-A Säure, die systemisch und topisch eingesetzt werden können. Außerhalb von Studien kann der Einsatz von systemischen oder topischen Retinoiden zur Therapie von Basalzellkarzinomen aktuell nicht empfohlen werden (Neville et al. 2007).

Demgegenüber kann der Einsatz von systemischen Retinoiden wie Isotretinoin oder Acitretin bei Patienten mit hohem Risiko der Entwicklung epithelialer Hauttumoren (Basaliomatosen, ☞ Kap. 1.) erwogen werden, insbesondere bei Patienten mit chronischer Immunsuppression wie Organtransplantierte und bei Patienten mit Gorlin-Goltz-Syndrom oder Xeroderma pigmentosum. Dabei ist aber kritisch anzumerken, dass die Datenlage bezüglich des Effekts bei Basalzellkarzinomen unklar ist. Zum einen handelt es sich in der Regel um kleinere Studien mit unterschiedlichem Design, zum anderen standen häufig Plattenepithelkarzinome und deren Vorstufen im Fokus (Bath-Hextall et al. 2007, Chen et al. 2005, Lien et al. 2012). Nach Absetzen der systemischen Retinoide kann es zu einem Rebound-Phänomen kommen. Daher muss der Einsatz von oralen Retinoiden bei Risikopatienten sorgfältig in Bezug auf Nebenwirkungen und möglichen Nutzen abgewogen werden. Für den Einsatz von Retinoiden bei Hochrisikopatienten wurden Empfehlungen publiziert, die eine tägliche Gabe von 0,25 mg/kg Körpergewicht Isotretinoin oder 10 mg Acitretin (Campbell et al. 2006) bzw. den Beginn mit 10 mg Acitretin jeden 2. Tag für 2 Wochen, gefolgt von Acitretin 10 mg täglich für 2 Wochen, gefolgt von 20 mg täglich und einer Erhöhung nach Bedarf (Otley et al. 2006) vorsehen.

In Bezug auf topische Retinoide gibt es nur wenige Daten. Topisches Tretinoin war nicht erfolgreich in der Chemoprävention von epithelialen Hauttumoren (Weinstock et al. 2012). Das topische Retinoid Tazaroten, welches die Retinoid-Acid-Rezeptoren (RAR)-beta und -gamma stimuliert, zeigte vielversprechende in vitro Daten (Herunterregulation des Hedgehog-Signalwegs) und in vivo Daten (Reduktion des Auftretens von BCC in murinen Modellen) (So et al. 2008). Die Ergebnisse laufender klinischer Studien stehen aus (☞ auch Kap. 3. und 5.).

6.3. Nicht-steroidale Antiphlogistika

Celecoxib 2 × 200 mg/Tag reduzierte signifikant das Auftreten von Basalzellkarzinomen im Vergleich zu Plazebo bei Patienten mit hohem Risiko für das Auftreten von epithelialen Hauttumoren und einer Vorgeschichte von 10-40 aktinischen Keratosen sowie mindestens einer histologisch gesicherten epithelialen (Prä-)Kanzerose (Elmets et al. 2010). Diese Studie wurde jedoch kritisiert, da das Auftreten von Basalzellkarzinomen nicht zu den primären Endpunkten der Studie gehörte und die gleichzeitige Einnahme von Azetylsalizylsäure möglich war (Hollestein et al. 2012). Insofern ist die Datenlage auch hier noch als unzureichend anzusehen.

Literatur

Bath-Hextall F, Leonardi-Bee J, Somchand N, Webster A, Delitt J, Perkins W (2007). Interventions for preventing non-melanoma skin cancers in high-risk groups. Cochrane Database Syst Rev CD005414-

Campbell RM, Digiovanna JJ (2006). Skin cancer chemoprevention with systemic retinoids: an adjunct in the management of selected high-risk patients. Dermatol Ther 19: 306-314.

Chen K, Craig JC, Shumack S (2005). Oral retinoids for the prevention of skin cancers in solid organ transplant recipients: a systematic review of randomized controlled trials. Br J Dermatol 152: 518-523.

Elmets CA, Viner JL, Pentland AP, Cantrell W, Lin HY, Bailey H, Kang S, Linden KG, Heffernan M, Duvic M, Richmond E, Elewski BE, Umar A, Bell W, Gordon GB (2010). Chemoprevention of nonmelanoma skin cancer with celecoxib: a randomized, double-blind, placebo-controlled trial. J Natl Cancer Inst 102: 1835-1844.

Fantini F, Greco A, Del Giovane C, Cesinaro AM, Venturini M, Zane C, Surrenti T, Peris K, Calzavara-Pinton PG (2011). Photodynamic therapy for basal cell carcinoma: clinical and pathological determinants of response. J Eur Acad Dermatol Venereol 25: 896-901.

Ganti AK, Kessinger A (2011). Systemic therapy for disseminated basal cell carcinoma: an uncommon manifestation of a common cancer. Cancer Treat Rev 37: 440-443.

Guthrie TH, Jr., Porubsky ES, Luxenberg MN, Shah KJ, Wurtz KL, Watson PR (1990). Cisplatin-based chemotherapy in advanced basal and squamous cell carcinomas of the skin: results in 28 patients including 13 patients receiving multimodality therapy. J Clin Oncol 8: 342-346.

Hollestein LM, Koomen ER, Nijsten T (2012). Chemoprevention for keratinocytic (pre)cancers: balancing the risks and benefits. Arch Dermatol 148: 638-640.

Lien MH, Fenske NA, Glass LF (2012). Advances in the chemoprevention of non-melanoma skin cancer in high-risk organ transplant recipients. Semin Oncol 39: 134-138.

Moeholt K, Aagaard H, Pfeiffer P, Hansen O (1996). Platinum-based cytotoxic therapy in basal cell carcinoma – a review of the literature. Acta Oncol 35: 677-682.

Neville JA, Welch E, Leffell DJ (2007). Management of nonmelanoma skin cancer in 2007. Nat Clin Pract Oncol 4: 462-469.

Otley CC, Stasko T, Tope WD, Lebwohl M (2006). Chemoprevention of nonmelanoma skin cancer with systemic retinoids: practical dosing and management of adverse effects. Dermatol Surg 32: 562-568.

Pfeiffer P, Hansen O, Rose C (1990). Systemic cytotoxic therapy of basal cell carcinoma. A review of the literature. Eur J Cancer 26: 73-77.

So PL, Fujimoto MA, Epstein EH, Jr. (2008). Pharmacologic retinoid signaling and physiologic retinoic acid receptor signaling inhibit basal cell carcinoma tumorigenesis. Mol Cancer Ther 7: 1275-1284.

Weinstock MA, Bingham SF, Digiovanna JJ, Rizzo AE, Marcolivio K, Hall R, Eilers D, Naylor M, Kirsner R, Kalivas J, Cole G, Vertrees JE (2012). Tretinoin and the prevention of keratinocyte carcinoma (Basal and squamous cell carcinoma of the skin): a veterans affairs randomized chemoprevention trial. J Invest Dermatol 132: 1583-1590.

7. Kontrolluntersuchungen/Nachsorgekonzepte

Lokalrezidive vorbehandelter Basalzellkarzinome treten zu 50 % in den ersten beiden Jahren auf, zu 66 % in den ersten 3 Jahren und zu 18 % nach mehr als 5 Jahren (Rowe et al. 1989a). Bestimmte Tumorcharakteristika (☞ Kap. 1.) und die Art der Vorbehandlung spielen eine wichtige Rolle. So ist die 5-Jahres-Rezidivrate bei der mikrographisch kontrollierten Chirurgie primärer Basalzellkarzinome mit <5 % sehr niedrig.

Neben der Gefahr von Lokalrezidiven besteht das Risiko für die Entwicklung weiterer Basalzellkarzinome. Innerhalb von 3 Jahren tritt im Mittel bei 44 % der Patienten (33-70 %) ein weiteres Basalzellkarzinom auf (Marcil et al. 2000). Das Risiko ist umso höher, je mehr vorhergehende Basalzellkarzinome diagnostiziert wurden (National Comprehensive Cancer Network. NCCN Clinical Practice Guidelines in Oncology. Basal Cell and Squamous Cell Skin Cancers. Angesehen am 20.01.2013, verfügbar über http://www.nccn.org/professionals/physician_gls/pdf/nmsc.pdf). Weitere Risikofaktoren sind ein jüngeres Lebensalter, in dem das erste Basalzellkarzinom diagnostiziert wurde, ein lichtempfindlicher Haut- und Haartyp und eine Lokalisation des ersten Basalzellkarzinoms im Bereich der oberen Extremitäten (Kiiski et al., 2010).

Daher sollte nach Entwicklung eines Basalzellkarzinoms eine dermatologische Nachsorge angeraten werden, bezüglich der Frequenz und der Dauer gibt es bislang jedoch keine allgemein anerkannten Empfehlungen. Die NCCN Empfehlungen (siehe oben) schlagen Untersuchungen der gesamten Haut alle 6-12 Monate vor. Bei der Wahl der Nachsorgeintervalle sind zusätzliche Risikofaktoren zu bedenken, wie eine chronische Immunsuppression, das Auftreten multipler Basalzellkarzinome sowie einer genetischen Veranlagung wie das Gorlin-Goltz-Syndrom oder inkomplett vorexzidierte Basalzellkarzinome (☞ Kap. 1.) (Telfer et al. 2008).

Darüber hinaus sollten Patienten zur Selbstuntersuchung angeleitet werden und über das Risiko des Auftretens neuer Läsionen informiert werden. Protektive Maßnahmen wie der UV-Schutz sollten vermittelt werden, insbesondere bei Risikopatienten (Basaliomatosen, ☞ Kap. 1.) (van der Geer et al. 2009).

Literatur

Kiiski V, de Vries E, Flohil SC, Bijl MJ, Hofman A, Stricker BHC, Nijsten T (2010). Risk factors for single and multiple basal cell carcinoms. Arch Dermatol 146:848-855.

Marcil I, Stern RS (2000). Risk of developing a subsequent nonmelanoma skin cancer in patients with a history of nonmelanoma skin cancer: a critical review of the literature and meta-analysis. Arch Dermatol 136: 1524-1530.

Rowe DE, Carroll RJ, Day CL, Jr. (1989). Long-term recurrence rates in previously untreated (primary) basal cell carcinoma: implications for patient follow-up. J Dermatol Surg Oncol 15: 315-328.

Telfer NR, Colver GB, Morton CA (2008). Guidelines for the management of basal cell carcinoma. Br J Dermatol 159: 35-48.

van der Geer S, Ostertag JU, Krekels GA (2009). Treatment of basal cell carcinomas in patients with nevoid basal cell carcinoma syndrome. J Eur Acad Dermatol Venereol 23: 308-313.

Index

Klinische Lehrbuchreihe

... Kompetenz und Didaktik!

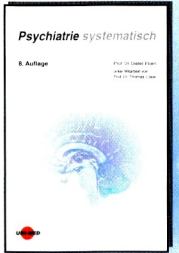

Psychiatrie systematisch

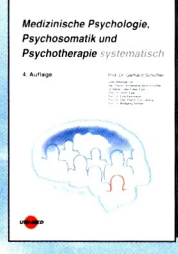

Medizinische Psychologie, Psychosomatik und Psychotherapie systematisch

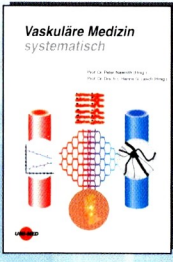

Vaskuläre Medizin systematisch

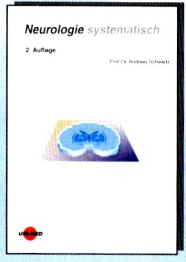

Neurologie systematisch

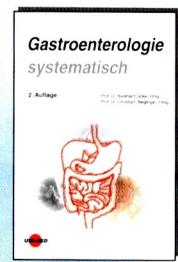

Gastroenterologie systematisch

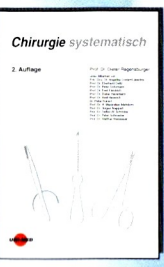

Chirurgie systematisch

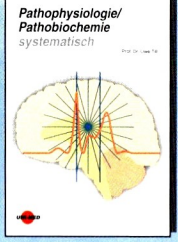

Pathophysiologie/ Pathobiochemie systematisch

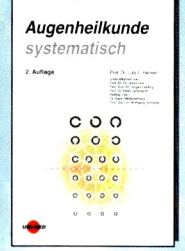

Augenheilkunde systematisch

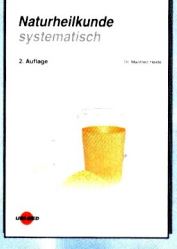

Naturheilkunde systematisch

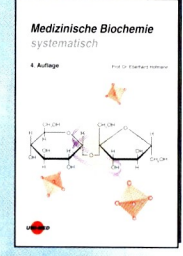

Medizinische Biochemie systematisch

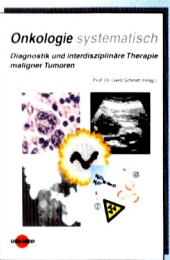

Onkologie systematisch
Diagnostik und interdisziplinäre Therapie maligner Tumoren

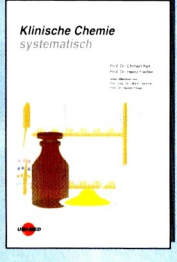

Klinische Chemie systematisch

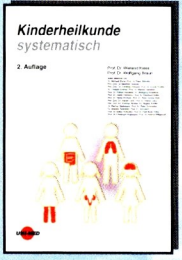

Kinderheilkunde systematisch

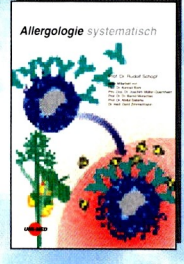

Allergologie systematisch

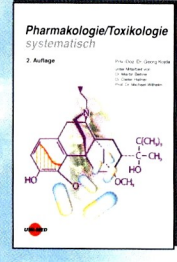

Pharmakologie/Toxikologie systematisch

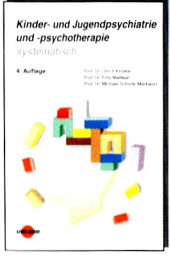

Kinder- und Jugendpsychiatrie und -psychotherapie systematisch

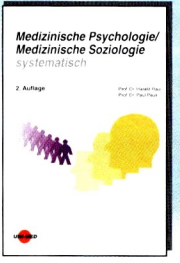

Medizinische Psychologie/ Medizinische Soziologie systematisch

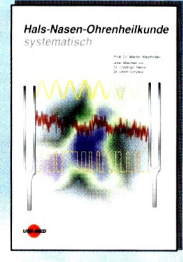

Hals-Nasen-Ohrenheilkunde systematisch

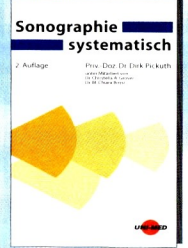

Sonographie systematisch

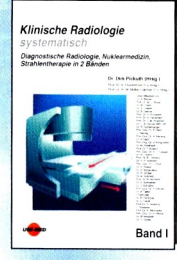

Klinische Radiologie systematisch
Diagnostische Radiologie, Nuklearmedizin, Strahlentherapie in 2 Bänden

Band I

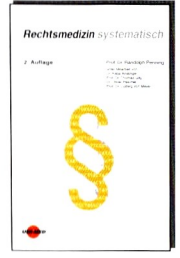

Rechtsmedizin systematisch

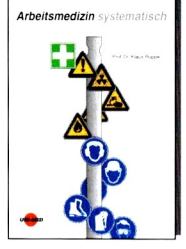

Arbeitsmedizin systematisch

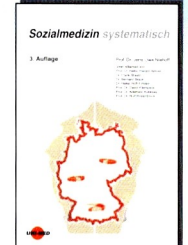

Sozialmedizin systematisch

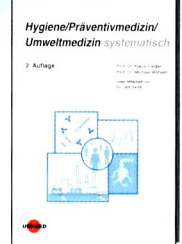

Hygiene/Präventivmedizin/ Umweltmedizin systematisch

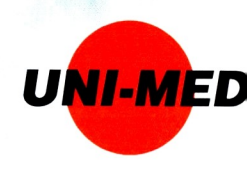

UNI-MED